長息長生き

丹田呼吸法で読む名作

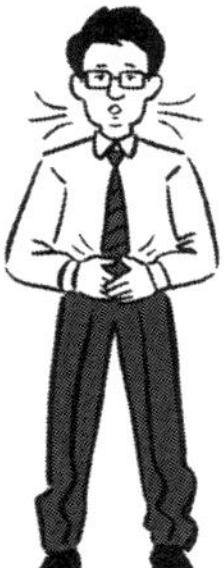

齋藤 孝

岩崎書店

はじめに

私は『呼吸入門』『息の人間学』という本を出していまして、呼吸法を専門としています。

本書は丹田呼吸法を活用して、音読する本です。

息をゆっくり少しずつ吐きながら、スラスラと音読すると、心身が活性化します。音読するのに、あまりたくさん息を使わないのがコツです。少しの息でたくさん読む。丹田（おへそから指三本ほど下の奥）を意識して、一息で、三行、四行と音読すると、やがて息が長くなります。無理をせず、少しずつ練習してください。

この長息呼吸法は、ブッダが悟った呼吸法（アナパーナ・サチ）です。頭がハッキリして、長生きする呼吸法です。

音読は、認知症予防に効果があるとされています。

音読と丹田呼吸法を組み合わせることで、心身を健康に保ちましょう。

この本の使い方

小説は「冒頭」と「ラスト」、和歌や詩は抜粋、短いものは全文を載せています。物語の「冒頭」は有名ですが、「ラスト」は意外に知られていません。冒頭とラストを読むだけでも、なんとなく物語の筋を理解できるというのが、本書の魅力です。

見開き2ページを1分で読むように練習しましょう。これは、ものすごく早口で読んで1分、という分量です。脳をきたえるためには、早口で読むことが重要です。

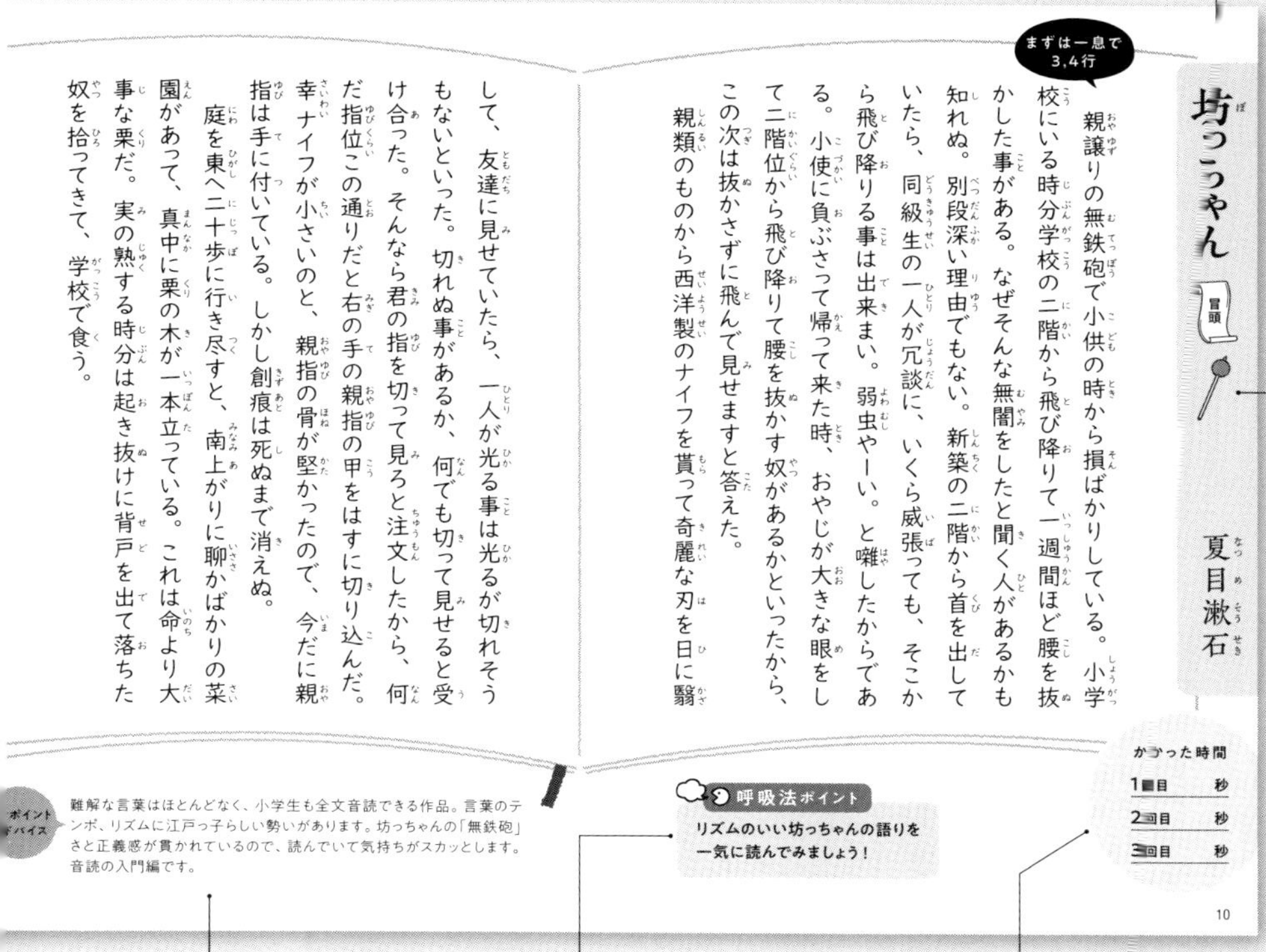

まずは一息で
3,4行

坊《ぼ》っちゃん

冒頭

夏目漱石《なつめそうせき》

親譲《おやゆず》りの無鉄砲《むてっぽう》で小供《こども》の時《とき》から損《そん》ばかりしている。小学校《しょうがっこう》にいる時分学校《じぶんがっこう》の二階《にかい》から飛《と》び降《お》りて一週間《いっしゅうかん》ほど腰《こし》を抜《ぬ》かした事《こと》がある。なぜそんな無闇《むやみ》をしたと聞《き》く人《ひと》があるかも知《し》れぬ。別段深《べつだんふか》い理由《りゆう》でもない。新築《しんちく》の二階《にかい》から首《くび》を出《だ》していたら、同級生《どうきゅうせい》の一人《ひとり》が冗談《じょうだん》に、いくら威張《いば》っても、そこから飛《と》び降《お》りる事《こと》は出来《でき》まい。弱虫《よわむし》やーい。と囃《はや》したからである。小使《こづかい》に負《お》ぶさって帰《かえ》って来《き》た時《とき》、おやじが大《おお》きな眼《め》をして二階位《にかいぐらい》から飛《と》び降《お》りて腰《こし》を抜《ぬ》かす奴《やつ》があるかといったから、この次《つぎ》は抜《ぬ》かさずに飛《と》んで見《み》せますと答《こた》えた。

親類《しんるい》のものから西洋製《せいようせい》のナイフを貰《もら》って奇麗《きれい》な刃《は》を日《ひ》に翳《かざ》して、友達《ともだち》に見《み》せていたら、一人《ひとり》が光《ひか》る事《こと》は光《ひか》るが切《き》れそうもないといった。切《き》れぬ事《こと》があるか、何《なん》でも切《き》って見《み》せると受《う》け合《あ》った。そんなら君《きみ》の指《ゆび》を切《き》って見《み》ろと注文《ちゅうもん》したから、何《なん》だ指位《ゆびくらい》この通《とお》りだと右《みぎ》の手《て》の親指《おやゆび》の甲《こう》をはすに切《き》り込《こ》んだ。幸《さいわい》ナイフが小《ちい》さいのと、親指《おやゆび》の骨《ほね》が堅《かた》かったので、今《いま》だに親《おや》指《ゆび》は手《て》に付《つ》いている。しかし創痕《きずあと》は死《し》ぬまで消《き》えぬ。

庭《にわ》を東《ひがし》へ二十歩《にじっぽ》に行《い》き尽《つ》すと、南上《みなみあ》がりに聊《いささ》かばかりの菜《さい》園《えん》があって、真中《まんなか》に栗《くり》の木《き》が一本立《いっぽんた》っている。これは命《いのち》より大《だい》事《じ》な栗《くり》だ。実《み》の熟《じゅく》する時分《じぶん》は起《お》き抜《ぬ》けに背戸《せど》を出《で》て落《お》ちた奴《やつ》を拾《ひろ》ってきて、学校《がっこう》で食《く》う。

かかった時間

1回目	秒
2回目	秒
3回目	秒

ポイント
ドバイス

難解な言葉はほとんどなく、小学生も全文音読できる作品。言葉のテンポ、リズムに江戸っ子らしい勢いがあります。坊っちゃんの「無鉄砲」さと正義感が貫かれているので、読んでいて気持ちがスカッとします。音読の入門編です。

呼吸法ポイント

リズムのいい坊っちゃんの語りを一気に読んでみましょう！

10

音読するのにかかった時間を記録しましょう

「呼吸法ポイント」は読み方の参考にしてください。「ワンポイントアドバイス」は、作品のキモをまとめたもの。作者紹介や作品紹介は、はじめに読んでおくと理解が深まります。

【アイコンの見方】

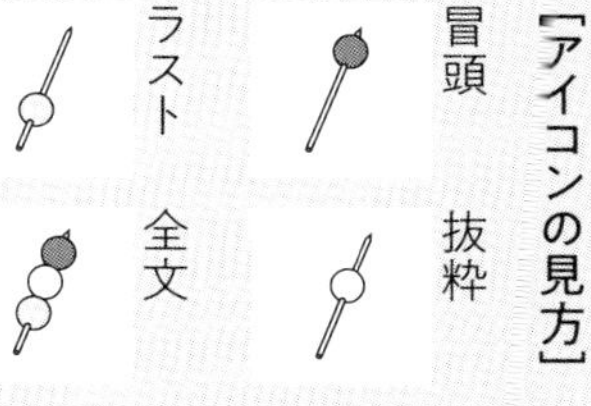

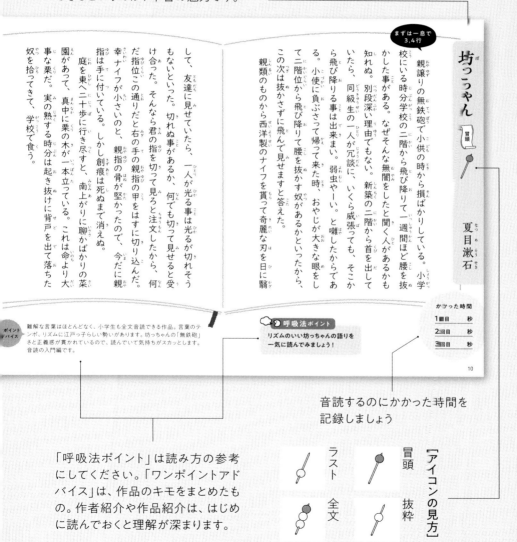

丹田呼吸法

丹田とは「臍下《せいか》丹田」ともいい、へその下のあたりにあって、気力が集まる部位といわれています。丹田を意識した深い呼吸をすることでリラックスでき、また体中に力をみなぎらせることができます。

基本の姿勢

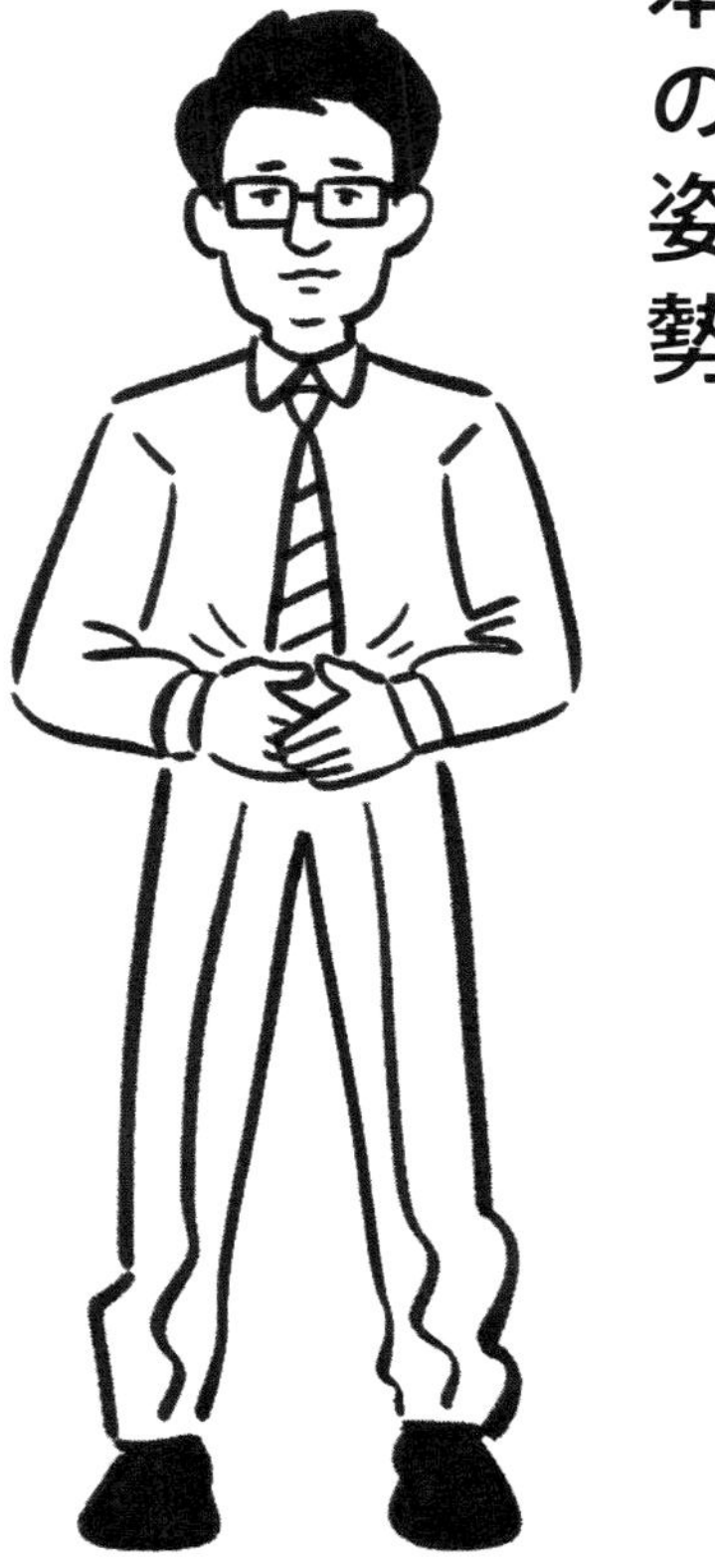

足を肩幅くらいに開いて背筋を伸ばして立ち、おへその下の丹田を軽く押さえるように両手を置きます。まずはじめに、体の中の息をすべて吐くようなイメージでふぅーっと息を吐ききります。

鼻から軽く 吸う

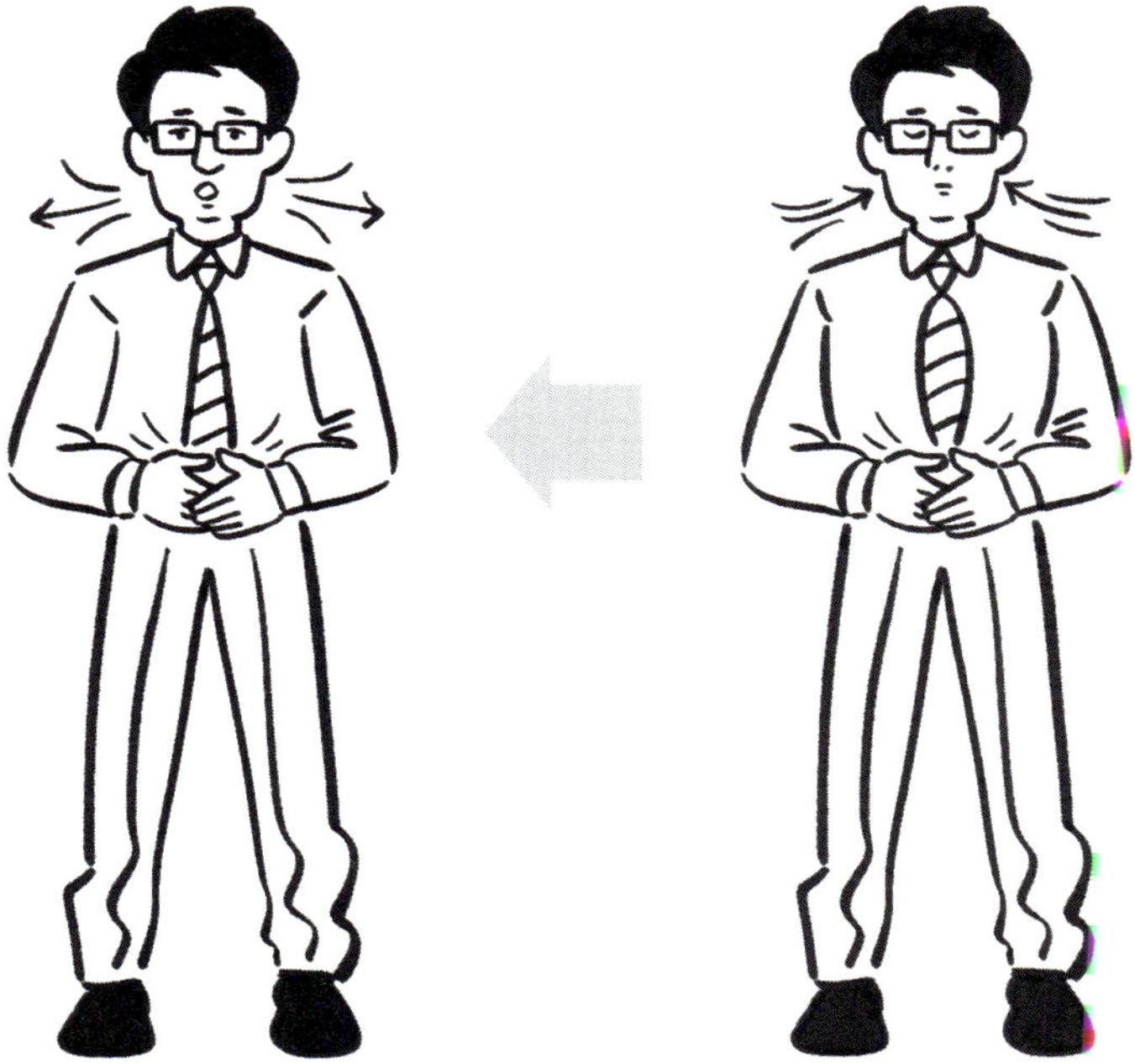

全部息を吐ききったら、鼻から軽く息を吸います。丹田に息がたまるようなイメージをもってください。

口からゆっくり 吐く

口から、ゆっくりと息を吐きます。吐くときは口から、丹田から息が出ていくイメージで、少しずつ吐いていきます。はじめは無理せず、だんだん10秒、15秒と吐く時間を長くします。

目次

第三章
息をゆったりさせ、朗々と名文を味わう

第一章

息の流れとともに物語を味わう

坊《ぼ》っちゃん

冒頭

夏目漱石《なつめそうせき》

まずは一息で
3,4行

親《おや》譲《ゆず》りの無鉄砲《むてっぽう》で小供《こども》の時《とき》から損《そん》ばかりしている。小学《しょうがっ》校《こう》にいる時分学校《じぶんがっこう》の二階《にかい》から飛《と》び降《お》りて一週間《いっしゅうかん》ほど腰《こし》を抜《ぬ》かした事《こと》がある。なぜそんな無闇《むやみ》をしたと聞《き》く人《ひと》があるかも知《し》れぬ。別段深《べつだんふか》い理由《りゆう》でもない。新築《しんちく》の二階《にかい》から首《くび》を出《だ》していたら、同級生《どうきゅうせい》の一人《ひとり》が冗談《じょうだん》に、いくら威張《いば》っても、そこから飛《と》び降《お》りる事《こと》は出来《でき》まい。弱虫《よわむし》やーい。と囃《はや》したからである。小使《こづかい》に負《お》ぶさって帰《かえ》って来《き》た時《とき》、おやじが大《おお》きな眼《め》をして二階位《にかいぐらい》から飛《と》び降《お》りて腰《こし》を抜《ぬ》かす奴《やつ》があるかといったから、この次《つぎ》は抜《ぬ》かさずに飛《と》んで見《み》せますと答《こた》えた。

親類《しんるい》のものから西洋製《せいようせい》のナイフを貰《もら》って奇麗《きれい》な刃《は》を日《ひ》に翳《かざ》

呼吸法ポイント

リズムのいい坊っちゃんの語りを一気に読んでみましょう！

かかった時間

1回目　　秒

2回目　　秒

3回目　　秒

して、友達《ともだち》に見《み》せていたら、一人《ひとり》が光《ひか》る事《こと》は光《ひか》るが切《き》れそうもないといった。切《き》れぬ事《こと》があるか、何《なん》でも切《き》って見《み》せると受《う》け合《あ》った。そんなら君《きみ》の指《ゆび》を切《き》って見《み》ろと注文《ちゅうもん》したから、何《なん》だ指位《ゆびくらい》この通《とお》りだと右《みぎ》の手《て》の親指《おやゆび》の甲《こう》をはすに切《き》り込《こ》んだ。幸《さいわい》ナイフが小《ちい》さいのと、親指《おやゆび》の骨《ほね》が堅《かた》かったので、今《いま》だに親《おや》指《ゆび》は手《て》に付《つ》いている。しかし創痕《きずあと》は死《し》ぬまで消《き》えぬ。

庭《にわ》を東《ひがし》へ二十歩《にじっぽ》に行《い》き尽《つく》すと、南上《みなみあ》がりに聊《いささ》かばかりの菜《さい》園《えん》があって、真中《まんなか》に栗《くり》の木《き》が一本《いっぽん》立《た》っている。これは命《いのち》より大《だい》事《じ》な栗《くり》だ。実《み》の熟《じゅく》する時分《じぶん》は起《お》き抜《ぬ》けに背戸《せど》を出《で》て落《お》ちた奴《やつ》を拾《ひろ》ってきて、学校《がっこう》で食《く》う。

ワンポイントアドバイス

難解な言葉はほとんどなく、小学生も全文音読できる作品。言葉のテンポ、リズムに江戸っ子らしい勢いがあります。坊っちゃんの「無鉄砲」さと正義感が貫かれているので、読んでいて気持ちがスカッとします。音読の入門編です。

まずは一息で
3,4行

坊《ぼ》っちゃん

ラスト

夏目漱石《なつめそうせき》

汽《き》船《せん》は夜《よる》六時《ろくじ》の出帆《しゅっぱん》である。山嵐《やまあらし》もおれも疲《つか》れて、ぐうぐう寝《ね》込《こ》んで眼《め》が覚《さ》めたら、午後《ごご》二時《にじ》であった。下女《げじょ》に巡査《じゅんさ》は来《こ》ないかと聞《き》いたら参《まい》りませんと答《こた》えた。「赤《あか》シャツも野《の》だも訴《うった》えなかったなあ」と二人《ふたり》で大《おお》きに笑《わら》った。

その夜《よ》おれと山嵐《やまあらし》はこの不浄《ふじょう》な地《ち》を離《はな》れた。船《ふね》が岸《きし》を去《さ》れば去《さ》るほどいい心持《こころも》ちがした。神戸《こうべ》から東京《とうきょう》までは直行《ちょっこう》で新橋《しんばし》へ着《つ》いた時《とき》は、漸《よう》く娑婆《しゃば》へ出《で》たような気《き》がした。山嵐《やまあらし》とはすぐ分《わか》れたぎり今日《きょう》まで逢《あ》う機会《きかい》がない。

清《きよ》の事《こと》を話《はな》すのを忘《わす》れていた。——おれが東京《とうきょう》へ着《つ》いて下《げ》宿《しゅく》へも行《い》かず、革鞄《かばん》を提《さ》げたまま、清《きよ》や帰《かえ》ったよと飛《と》び込《こ》ん

かかった時間

1回目	秒
2回目	秒
3回目	秒

どんな作者？

なつめ・そうせき（1867～1916）　東大英文科卒業後、教職を経て渡英。1903年に帰国して一高、東大講師となり、『吾輩は猫である』『坊っちゃん』を発表。朝日新聞社に入社して職業作家となる。代表作に『三四郎』『こころ』『夢十夜』『文学論』など。

だら、あら坊《ぼ》っちゃん、よくまあ、早《はや》く帰《かえ》って来《き》て下《くだ》さったと涙《なみだ》をぽたぽたと落《お》とした。おれも余《あま》り嬉《うれ》しかったから、もう田舎《いなか》へは行《い》かない、東京《とうきょう》で清《きよ》とうちを持《も》つんだといった。

その後《ご》ある人《ひと》の周旋《しゅうせん》で街鉄《がいてつ》の技手《ぎしゅ》になった。月給《げっきゅう》は二十《にじゅう》五円《ごえん》で、家賃《やちん》は六円《ろくえん》だ。清《きよ》は玄関《げんかん》付《つ》きの家《いえ》でなくっても至《し》極満足《ごくまんぞく》の様子《ようす》であったが気《き》の毒《どく》な事《こと》に今年《ことし》の二月肺炎《にがつはいえん》に罹《かか》って死《し》んでしまった。死《し》ぬ前日《ぜんじつ》おれを呼《よ》んで坊《ぼ》っちゃん後生《ごしょう》だから清《きよ》が死《し》んだら、坊《ぼ》っちゃんの御寺《おてら》へ埋《う》めて下《くだ》さい。御墓《おはか》のなかで坊《ぼ》っちゃんの来《く》るのを楽《たの》しみに待《ま》っておりますといった。だから清《きよ》の墓《はか》は小日向《こびなた》の養源寺《ようげんじ》にある。

どんな作品？

東京から四国の中学校に数学教師として赴任した「坊っちゃん」は、教頭が私利私欲のために理不尽な人事をしようとしたことを知り、仲間の教師「山嵐」と共に教頭をやりこめる。その一件の後に退職して東京に戻り、電車の技師になる。

まずは一息で
3,4行

鼻《はな》

冒頭

芥川龍之介《あくたがわりゅうのすけ》

禅智内供《ぜんちないぐ》の鼻《はな》といえば、池《いけ》の尾《お》で知《し》らない者《もの》はない。長《なが》さは五《ご》、六寸《ろくすん》あって、上唇《うわくちびる》の上《うえ》から顋《あご》の下《した》まで下《さが》っている。形《かたち》は元《もと》も先《さき》も同《おな》じように太《ふと》い。いわば細長《ほそなが》い腸詰《ちょうづ》めのような物《もの》が、ぶらりと顔《かお》のまん中《なか》からぶら下《さが》っているのである。

五十歳《ごじっさい》を越《こ》えた内供《ないぐ》は、沙弥《しゃみ》の昔《むかし》から内道場供奉《ないどうじょうぐぶ》の職《しょく》に陞《のぼ》った今日《こんにち》まで、内心《ないしん》では始終《しじゅう》この鼻《はな》を苦《く》に病《や》んで来《き》た。勿論《もちろん》表《ひょう》面《めん》では、今《いま》でもさほど気《き》にならないような顔《かお》をしてすましている。これは専念《せんねん》に当来《とうらい》の浄土《じょうど》を渇仰《かつごう》すべき僧侶《そうりょ》の身《み》で、鼻《はな》の心《しん》配《ぱい》をするのが悪《わる》いと思《おも》ったからばかりではない。それよりむしろ、自分《じぶん》で鼻《はな》を気《き》にしているという事《こと》を、人《ひと》に知《し》られるのが嫌《いや》だったからである。内供《ないぐ》は日常《にちじょう》の談話《だんわ》の中《なか》に、鼻《はな》という語《ご》が出《で》て来《く》る

呼吸法ポイント

段落の区切りでうまく息継ぎをし、物語のおもしろさを感じながら音読してみてください。

かかった時間	
1回目	秒
2回目	秒
3回目	秒

のを何《なに》よりも惧《おそ》れていた。
内供《ないぐ》が鼻《はな》を持《も》てあました理由《りゆう》は二《ふた》つある。——一《ひと》つは実際的《じっさいてき》に、鼻《はな》の長《なが》いのが不便《ふべん》だったからである。第一飯《だいいちめし》を食《く》う時《とき》にも独《ひと》りでは食《く》えない。独《ひと》りで食《く》えば、鼻《はな》の先《さき》が鋺《かなまり》の中《なか》の飯《めし》へとどいてしまう。そこで内供《ないぐ》は弟子《でし》の一人《ひとり》を膳《ぜん》の向《む》うへ坐《すわ》らせて、飯《めし》を食《く》う間中《あいだじゅう》、広《ひろ》さ一寸《いっすん》長《なが》さ二尺《にしゃく》ばかりの板《いた》で、鼻《はな》を持上《もちあ》げていてもらう事《こと》にした。しかしこうして飯《めし》を食《く》うという事《こと》は、持上《もちあ》げている弟子《でし》にとっても、持上《もちあ》げられている内供《ないぐ》にとっても、決《けっ》して容易《ようい》な事《こと》ではない。一度《いちど》この弟子《でし》の代《かわ》りをした中童子《ちゅうどうじ》が、嚏《くさめ》をした拍子《ひょうし》に手《て》がふるえて、鼻《はな》を粥《かゆ》の中《なか》へ落《おと》した話《はなし》は、当時《とうじ》京都《きょうと》まで喧伝《けんでん》された。

ワンポイントアドバイス

内供の内面の葛藤が細かく描かれていて、人間の自意識について考えさせられる物語です。はたから見ると滑稽なくらい悩んでいるところは、現代の私たちも共感できるのではないでしょうか。夏目漱石は、この作品を高く評価しました。

鼻《はな》

ラスト

芥川龍之介《あくたがわりゅうのすけ》

まずは一息で
3,4行

そこで床《とこ》の中《なか》でまじまじしていると、ふと鼻《はな》が何時《いつ》になく、むず痒《がゆ》いのに気《き》がついた。手《て》をあてて見《み》ると少《すこ》し水気《すいき》が来《き》たようにむくんでいる。どうやらそこだけ、熱《ねつ》さえもあるらしい。

――無理《むり》に短《みじこ》うしたで、病《やまい》が起《おこ》ったのかも知《し》れぬ。

内供《ないぐ》は、仏前《ぶつぜん》に香花《こうげ》を供《そな》えるような恭《うやうや》しい手《て》つきで、鼻《はな》を抑《おさ》えながら、こう呟《つぶや》いた。

翌朝《よくあさ》、内供《ないぐ》が何時《いつ》ものように早《はや》く眼《め》をさまして見《み》ると、寺内《じない》の銀杏《いちょう》や橡《とち》が一晩《ひとばん》の中《うち》に葉《は》を落《おと》したので、庭《にわ》は黄金《きん》を敷《し》いたように明《あかる》い。塔《とう》の屋根《やね》には霜《しも》が下《お》りているせいであろう。まだうすい朝日《あさひ》に、九輪《くりん》がまばゆく光《ひか》っている。禅智内供《ぜんちないぐ》は、蔀《しとみ》を上《あ》げた縁《えん》に立《た》って、深《ふか》く息《いき》をすいこんだ。

どんな作者？

あくたがわ・りゅうのすけ（1892～1927）　東大英文科在学中に、菊池寛らと雑誌『新思潮』を創刊。古典やキリシタンをテーマにしたものから私小説的なものまで幅広く執筆。代表作に『羅生門』『蜘蛛の糸』『奉教人の死』など。35歳で夭折している。

かかった時間

1回目	秒
2回目	秒
3回目	秒

殆《ほとんど》、忘《わす》れようとしていたある感覚《かんかく》が、再《ふたたび》内《ない》供《ぐ》に帰《かえ》って来《き》たのはこの時《とき》である。

内供《ないぐ》は慌《あわ》てて鼻《はな》へ手《て》をやった。手《て》にさわるものは、昨夜《ゆうべ》の短《みじか》い鼻《はな》ではない。上唇《うわくちびる》の上《うえ》から顋《あご》の下《した》まで、五《ご》、六寸《ろくすん》あまりもぶら下《さが》っている、昔《むかし》の長《なが》い鼻《はな》である。内供《ないぐ》は鼻《はな》が一夜《いちや》の中《うち》に、また元《もと》の通《とお》り長《なが》くなったのを知《し》った。そうしてそれと同時《どうじ》に、鼻《はな》が短《みじか》くなった時《とき》と同《おな》じような、はればれした心《こころ》もちが、どこからともなく帰《かえ》って来《く》るのを感《かん》じた。

――こうなれば、もう誰《だれ》も哂《わら》うものはないにちがいない。

内供《ないぐ》は心《こころ》の中《なか》でこう自分《じぶん》に囁《ささや》いた。長《なが》い鼻《はな》をあけ方《がた》の秋風《あきかぜ》にぶらつかせながら。

どんな作品？

鼻が長いことに悩んでいる禅智内供は、さまざまな手段を講じて鼻を短くしようと試みる。鼻を茹でるという方法でようやく短くなったが、周りからはさらに笑われるようになる。熱を出して寝込み、鼻が元に戻ったことで内供は気持ちが吹っ切れた。

息をゆったりと

怪《かい》人《じん》二《に》十《じゅう》面《めん》相《そう》

冒頭

江《え》戸《ど》川《がわ》乱《らん》歩《ぽ》

その頃《ころ》、東京中《とうきょうじゅう》の町《まち》という町《まち》、家《いえ》という家《いえ》では、二人《ふたり》以上《いじょう》の人《ひと》が顔《かお》を合《あ》わせさえすれば、まるでお天気《てんき》の挨拶《あいさつ》でもするように、怪人《かいじん》「二十面相《にじゅうめんそう》」の噂《うわさ》をしていました。

「二十面相《にじゅうめんそう》」というのは、毎日毎日《まいにちまいにち》新聞記事《しんぶんきじ》を賑《にぎ》わしている、不思議《ふしぎ》な盗賊《とうぞく》の渾名《あだな》です。その賊《ぞく》は二十《にじゅう》の全《まった》く違《ちが》った顔《かお》を持《も》っているといわれていました。つまり変装《へんそう》が飛《と》び切《き》り上手《じょうず》なのです。

どんなに明《あか》るい場所《ばしょ》で、どんなに近寄《ちかよ》って眺《なが》めても、少《すこ》しも変装《へんそう》とは分《わ》からない、まるで違《ちが》った人《ひと》に見《み》えるのだそうです。老人《ろうじん》にも若者《わかもの》にも、富豪《ふごう》にも乞食《こじき》にも、学者《がくしゃ》にも無頼漢《ぶらいかん》にも、イヤ女《おんな》にさえも、全《まった》くその人《ひと》になり切《き》ってしまうことが出来《でき》るといいます。

では、その賊《ぞく》の本当《ほんとう》の年《とし》は幾《いく》つで、どんな顔《かお》をしているのかとい

呼吸法ポイント

子ども時代を思い出して、元気よく読みましょう！

かかった時間

1回目	秒
2回目	秒
3回目	秒

うこ、それは誰《だれ》一人《ひとり》見《み》たことがありません。二十種《にじっしゅ》もの顔《かお》を持《も》っているけれど、その内《うち》のどれが本当の顔《かお》なのだか、誰《だれ》も知《し》らない。イヤ賊自身《ぞくじしん》でも、本当《ほんとう》の顔《かお》を忘《わす》れてしまっているのかも知《し》れません。それ程《ほど》、絶《た》えず違《ちが》った顔《かお》、違《ちが》った姿《すがた》で、人《ひと》の前《まえ》に現《あらわ》れるのです。

そういう変装《へんそう》の天才《てんさい》みたいな賊《ぞく》だものですから、警察《けいさつ》でも困《こま》ってしまいました。一体《いったい》どの顔《かお》を目当《めあて》に捜索《そうさく》したらいいものか、まるで見当《けんとう》がつかないからです。

ただ、せめてもの仕合《しあわ》せは、この盗賊《とうぞく》は、宝石《ほうせき》だとか、美術品《びじゅつひん》だとか、美《うつく》しくて珍《めずら》しくて、非常《ひじょう》に高価《こうか》な品物《しなもの》を盗《ぬす》むばかりで、現金《げんきん》にはあまり興味《きょうみ》を持《も》たないようですし、それに、人《ひと》を傷《きず》つけたり殺《ころ》したりする、残酷《ざんこく》な振舞《ふるまい》は、一度《いちど》もしたことがありません。血《ち》が嫌《きら》いなのです。

ワンポイントアドバイス

冒頭では怪人の特徴や性格を細かく説明しています。乱歩は子ども向けに本シリーズを書いたので、人を殺《あや》めないという設定にしたのでしょう。語り手の、テンポよく流れるような言葉は、音読しやすいものと思います。

息を
ゆったりと

怪人二十面相《かいじんにじゅうめんそう》

ラスト

江戸川乱歩《えどがわらんぽ》

さすがの二十面相《にじゅうめんそう》も、いよいよ運《うん》のつきでした。

『アア、有難《ありがと》う、君《きみ》たちは勇敢《ゆうかん》だねえ。』

駈《か》けつけて来《き》た中村警部《なかむらけいぶ》が、少年達《しょうねんたち》にお礼《れい》をいって、部下《ぶか》の警官《けいかん》と力《ちから》を合《あ》わせ、今度《こんど》こそ取《と》り逃《に》がさぬように、賊《ぞく》を引《ひ》っ立《た》てて、ちょうどそこへやって来《き》た警察自動車《けいさつじどうしゃ》の方《ほう》へ連《つ》れて行《い》きました。その時《とき》、門内《もんない》から、黒《くろ》い背広《せびろ》の一人《ひとり》の紳士《しんし》が現《あらわ》れました。騒《さわ》ぎを知《し》って、駈《か》け出《だ》して来《き》た明智探偵《あけちたんてい》です。小林少年《こばやししょうねん》は目《め》早《ばや》く、先生《せんせい》の無事《ぶじ》な姿《すがた》を見《み》つけますと、驚喜《きょうき》の叫《さけ》び声《ごえ》を立《た》てて、その側《そば》へ駈《か》け寄《よ》りました。

『オオ、小林君《こばやしくん》。』

明智探偵《あけちたんてい》も思《おも》わず少年《しょうねん》の名《な》を呼《よ》んで、両手《りょうて》を広《ひろ》げ、駈《か》け出《だ》

かかった時間

1回目	秒
2回目	秒
3回目	秒

どんな作者？

えどがわ・らんぽ（1894〜1965）　三重県生まれ。大学卒業後、雑誌編集者、新聞記者などを経て小説家デビュー。『D坂の殺人事件』に代表される探偵小説から、怪奇小説、幻想小説などを手掛ける。シリーズ作品に、『怪人二十面相』『少年探偵団』などがある

して来《き》た小林君《こばやしくん》を、その中《なか》に抱《だ》きしめました。美《うつく》しい、誇《ほこ》らしい光景《こうけい》でした。この羨《うらや》ましい程親密《ほどしんみつ》な先生《せんせい》と弟子《でし》とは、力《ちから》を合《あ》わせて、遂《つい》に怪盗逮捕《かいとうたいほ》の目的《もくてき》を達《たっ》したのです。そして、お互《たが》いの無事《ぶじ》を喜《よろこ》び、苦労《くろう》をねぎらい合《あ》っているのです。

立《た》ち並《なら》ぶ警官達《けいかんたち》も、この美《うつく》しい光景《こうけい》にうたれて、にこやかに、しかし、しんみりした気持《きもち》で、二人《ふたり》の様子《ようす》を眺《なが》めていました。

少年探偵団《しょうねんたんていだん》の十人《じゅうにん》の小学生《しょうがくせい》は、もう我慢《がまん》が出来《でき》ませんでした。誰《だれ》が音頭《おんど》をとるともなく、期《き》せずしてみんなの両手《りょうて》が、高《たか》く空《そら》に上《あ》がりました。そして、一同可愛《いちどうかわ》いらしい声《こえ》を揃《そろ》えて、繰《く》り返《かえ》し繰《く》り返《かえ》し叫《さけ》ぶのでした。

『明智先生《あけちせんせい》バンザイ。』

『小林団長《こばやしだんちょう》バンザイ。』

どんな作品？

「少年探偵団」シリーズで、怪人二十面相と探偵・明智小五郎が初めて対決する作品。実業家・羽柴家に、家宝であるロマノフ王家のダイヤモンドを盗むと怪人から予告状が来る。明智と小林少年率いる少年探偵団が、力を合わせて怪人をつかまえる。

息を
ゆったりと

斜陽《しゃよう》

冒頭

太宰治《だざいおさむ》

朝《あさ》、食堂《しょくどう》でスウプを一《ひと》さじ、すっと吸《す》ってお母《かあ》さまが、

「あ。」

と幽《かす》かな叫《さけ》び声《ごえ》をお挙《あ》げになった。

「髪《かみ》の毛《け》？」

スウプに何《なに》か、イヤなものでも入《はい》っていたのかしら、と思《おも》った。

「いいえ。」

お母《かあ》さまは、何事《なにごと》もなかったように、またひらりと一《ひと》さじ、スウプをお口《くち》に流《なが》し込《こ》み、すましてお顔《かお》を横《よこ》に向《む》け、お勝手《かって》の窓《まど》の、満開《まんかい》の山《やま》桜《ざくら》に視線《しせん》を送《おく》り、そうしてお顔《かお》を横《よこ》に向《む》けたまま、またひらりと一《ひと》さじ、スウプを小《ちい》さなお唇《くちびる》のあいだに滑《すべ》り込《こ》ませた。ヒラリ、という形容《けいよう》は、お母《かあ》さまの場合《ばあい》、決《けっ》して誇張《こちょう》ではない。婦人雑誌《ふじんざっし》などに出《で》ているお食《しょく》

かかった時間

1回目	秒
2回目	秒
3回目	秒

呼吸法ポイント

上流階級の、ていねいな女性言葉を味わってみましょう。

事《じ》のいただき方《かた》などとは、てんでまるで、違《ちが》っていらっしゃる。弟《おとうと》の直治《なおじ》がいつか、お酒《さけ》を飲《の》みながら、姉《あね》の私《わたし》に向《む》かってこう言《い》った事《こと》がある。

「爵位《しゃくい》があるから、貴族《きぞく》だというわけにはいかないんだぜ。爵位《しゃくい》がなくても、天爵《てんしゃく》というものを持《も》っている立派《りっぱ》な貴族《きぞく》のひともあるし、おれたちのように爵位《しゃくい》だけは持《も》っていても、貴族《きぞく》どころか、賤民《せんみん》にちかいのもいる。岩島《いわしま》なんてのは(と直治《なおじ》の学友《がくゆう》の伯爵《はくしゃく》のお名前《なまえ》を挙《あ》げて)あんなのは、まったく、新宿《しんじゅく》の遊郭《ゆうかく》の客引《きゃくひ》き番頭《ばんとう》よりも、もっとげびてる感《かん》じじゃねえか。こないだも、柳井《やない》(と、やはり弟《おとうと》の学友《がくゆう》で、子爵《ししゃく》の次男《じなん》のかたのお名前《なまえ》を挙《あ》げて)の兄貴《あにき》の結婚式《けっこんしき》に、あんちきしょう、タキシイドなんか着《き》て、なんだってまた、タキシイドなんかを着《き》て来《く》る必要《ひつよう》があるんだ、それはまあいいとして、テーブルスピーチの時《とき》に、あの野郎《やろう》、ゴザイマスルという不可思議《ふかしぎ》な言葉《ことば》をつかったのには、げっとなった。

ワンポイントアドバイス

敗戦によって没落していく華族を描いた物語で、文体の優雅さと滅びの美学が魅力です。お嬢様育ちのかず子が、母や弟の死を経て自らの生き方を選択し、強さを身につけていくプロセスを感じてみてください。

斜陽《しゃよう》

ラスト

太宰治《だざいおさむ》

息を
ゆったりと

革命《かくめい》は、まだ、ちっとも、何《なに》も、行《おこな》われていないんです。もっと、もっと、いくつもの惜《お》しい貴《たっと》い犠牲《ぎせい》が必要《ひつよう》のようでございます。いまの世《よ》の中《なか》で、一《いち》ばん美《うつく》しいのは犠牲者《ぎせいしゃ》です。

小《ちい》さい犠牲者《ぎせいしゃ》がもうひとりいました。

上原《うえはら》さん。

私《わたし》はもうあなたに、何《なに》もおたのみする気《き》はございませんが、けれども、その小《ちい》さい犠牲者《ぎせいしゃ》のために、一《ひと》つだけ、おゆるしをお願《ねが》いしたい事《こと》があるのです。

それは、私《わたし》の生《う》まれた子《こ》を、たったいちどでよろしゅうございますから、あなたの奥《おく》さまに抱《だ》かせていただきたいのです。そうして、その時《とき》、私《わたし》にこう言《い》わせていただきます。

どんな作者？

だざい・おさむ（1909～1948）　青森県生まれ。東大仏文科に入学したが中退。小説については井伏鱒二に師事する。無頼派と呼ばれ、『斜陽』で流行作家となる。代表作に『走れメロス』『ヴィヨンの妻』『人間失格』などがある。

かかった時間

1回目	秒
2回目	秒
3回目	秒

「これは、直治《なおじ》が、或《あ》る女《おんな》のひとに内証《ないしょ》に生《う》ませた子《こ》ですの。」

なぜ、そうするのか、それだけはどなたにも申《もう》し上《あ》げられません。いいえ、私自身《わたしじしん》にも、なぜそうさせていただきたいのか、よくわかっていないのです。でも、私《わたし》は、どうしても、そうさせていただかなければならないのです。直治《なおじ》というあの小《ちい》さい犠牲者《ぎせいしゃ》のために、どうしても、そうさせていただかなければならないのです。

ご不快《ふかい》でしょうか。ご不快《ふかい》でも、しのんでいただきます。これが捨《す》てられ、忘《わす》れかけられた女《おんな》の唯一《ゆいいつ》の幽《かす》かないやがらせと思召《おぼしめ》し、ぜひお聞《き》きいれのほど願《ねが》います。

M・C　マイ・コメデアン。

昭和二十二年二月七日《しょうわにじゅうにねんにがつなのか》。

どんな作品？

華族の家に生まれたかず子は、貴婦人たる母が亡くなり、弟の直治が自殺したあと、小説家の上原の愛人となって子どもを身ごもる。シングルマザーとして子どもを育てながら、古い道徳を乗り越え、恋と革命に生きる決意をする。

こころ

冒頭

夏目漱石《なつめそうせき》

はきはきと

私《わたくし》はその人《ひと》を常《つね》に先生《せんせい》と呼《よ》んでいた。だから此所《ここ》でもただ先《せん》生《せい》と書《か》くだけで本名《ほんみょう》は打《う》ち明《あ》けない。これは世間《せけん》を憚《はば》かる遠慮《えんりょ》というよりも、その方《ほう》が私《わたくし》に取《と》って自然《しぜん》だからである。私《わたくし》はその人《ひと》の記憶《きおく》を呼《よ》び起《おこ》すごとに、すぐ「先生《せんせい》」といいたくなる。筆《ふで》を執《と》っても心持《こころもち》は同《おな》じ事《こと》である。よそよそしい頭文字《かしらもじ》などはとても使《つか》う気《き》にならない。

私《わたくし》が先生《せんせい》と知《し》り合《あい》になったのは鎌倉《かまくら》である。その時《とき》私《わたくし》はまだ若々《わかわか》しい書生《しょせい》であった。暑中休暇《しょちゅうきゅうか》を利用《りよう》して海水浴《かいすいよく》に行《い》った友《とも》達《だち》から是非来《ぜひこ》いという端書《はがき》を受取《うけと》ったので、私《わたくし》は多少《たしょう》の金《かね》を工《く》面《めん》して、出掛《でかけ》る事《こと》にした。私《わたくし》は金《かね》の工面《くめん》に二《に》、三日《さんにち》を費《つい》やした。ところが私《わたくし》が鎌倉《かまくら》に着《つ》いて三日《みっか》と経《た》たないうちに、私《わたくし》を呼《よ》び寄《よ》

呼吸法ポイント

明治知識人の語彙が体に流れ込むのを、感じてみましょう。

かかった時間

1回目	秒
2回目	秒
3回目	秒

せた友達《ともだち》は、急《きゅう》に国元《くにもと》から帰《かえ》れという電報《でんぽう》を受《う》け取《と》った。電報《でんぽう》には母《はは》が病気《びょうき》だからと断《ことわ》ってあったけれども友達《ともだち》はそれを信《しん》じなかった。友達《ともだち》はかねてから国元《くにもと》にいる親《おや》たちに勧《すす》まない結婚《けっこん》を強《し》いられていた。彼《かれ》は現代《げんだい》の習慣《しゅうかん》からいうと結婚《けっこん》するにはあまり年《とし》が若過《わかす》ぎた。それに肝心《かんじん》の当人《とうにん》が気《き》に入《い》らなかった。それで夏休《なつやす》みに当然《とうぜん》帰《かえ》るべきところを、わざと避《さ》けて東京《とうきょう》の近《ちか》くで遊《あそ》んでいたのである。彼《かれ》は電報《でんぽう》を私《わたくし》に見《み》せてどうしようと相談《そうだん》をした。私《わたくし》にはどうして可《い》いか分《わか》らなかった。けれども実際《じっさい》彼《かれ》の母《はは》が病気《びょうき》であるとすれば彼《かれ》は固《もと》より帰《かえ》るべきはずであった。それで彼《かれ》はとうとう帰《かえ》る事《こと》になった。折角《せっかく》来《き》た私《わたくし》は一人《ひとり》取《と》り残《のこ》された。

ワンポイントアドバイス

自我や自意識と向き合い思考を深めてきた「先生」の言葉は、研ぎ澄まされていて迫力があります。素直で真面目な「私」と「先生」は、語彙の違いが明確に現れているので、そこを読み取ってみてください。

こころ

ラスト

夏《なつ》目《め》漱《そう》石《せき》

はきはきと

私《わたくし》は酔興《すいきょう》に書《か》くのではありません。私《わたくし》を生《う》んだ私《わたくし》の過去《かこ》は、人間《にんげん》の経験《けいけん》の一部分《いちぶぶん》として、私《わたくし》より外《ほか》に誰《だれ》も語《かた》り得《う》るものはないのですから、それを偽《いつわ》りなく書《か》き残《のこ》して置《お》く私《わたくし》の努力《どりょく》は、人間《にんげん》を知《し》る上《うえ》において、貴方《あなた》にとっても、外《ほか》の人《ひと》にとっても、徒労《とろう》ではなかろうと思《おも》います。渡《わた》辺《なべ》華《か》山《ざん》は邯鄲《かんたん》という画《え》を描《か》くために、死期《しき》を一週間《いっしゅうかん》繰《く》り延《の》べたという話《はなし》をつい先達《せんだっ》て聞《き》きました。他《ひと》から見《み》たら余計《よけい》な事《こと》のようにも解釈《かいしゃく》できましょうが、当人《とうにん》にはまた当人相応《とうにんそうおう》の要求《ようきゅう》が心《こころ》の中《うち》にあるのだからやむをえないともいわれるでしょう。私《わたくし》の努力《どりょく》も単《たん》に貴方《あなた》に対《たい》する約束《やくそく》を果《はた》すためばかりではありません。半《なか》ば以上《いじょう》は自分自身《じぶんじしん》の要求《ようきゅう》に動《うご》かされた結果《けっか》なのです。

しかし私《わたくし》は今《いま》その要求《ようきゅう》を果《はた》しました。もう何《なん》にもする事《こと》はありませ

どんな作者？

なつめ・そうせき（1867～1916）　東大英文科卒業後、教職を経て渡英。1903年に帰国して一高、東大講師となり、『吾輩は猫である』『坊っちゃん』を発表。朝日新聞社に入社して職業作家となる。代表作に『三四郎』『こころ』『夢十夜』『文学論』など。

かかった時間

1回目	秒
2回目	秒
3回目	秒

ん。この手紙《てがみ》が貴方《あなた》の手《て》に落《お》ちる頃《ころ》には、私《わたくし》はもうこの世《よ》にはいないでしょう。とくに死《し》んでいるでしょう。妻《つま》は十日《とおか》ばかり前《まえ》から市ケ谷《いちがや》の叔母《おば》の所《ところ》へ行《い》きました。叔母《おば》が病気《びょうき》で手《て》が足《た》りないというから私《わたくし》が勧《すす》めて遣《や》ったのです。私《わたくし》は妻《つま》の留守《るす》の間《あいだ》に、この長《なが》いものの大部分《だいぶぶん》を書《か》きました。時々《ときどき》妻《つま》が帰《かえ》って来《く》ると、私《わたくし》はすぐそれを隠《かく》しました。

私《わたくし》は私《わたくし》の過去《かこ》を善悪《ぜんあく》ともに他《ひと》の参考《さんこう》に供《きょう》するつもりです。しかし妻《つま》だけはたった一人《ひとり》の例外《れいがい》だと承知《しょうち》して下《くだ》さい。私《わたくし》は妻《つま》には何《なん》にも知《し》らせたくないのです。妻《つま》が己《おの》れの過去《かこ》に対《たい》してもつ記憶《きおく》を、なるべく純白《じゅんぱく》に保存《ほぞん》して置《お》いて遣《や》りたいのが私《わたくし》の唯一《ゆいいつ》の希望《きぼう》なのですから、私《わたくし》が死《し》んだ後《あと》でも、妻《つま》が生《い》きている以上《いじょう》は、あなた限《かぎ》りに打《う》ち明《あ》けられた私《わたくし》の秘《ひ》密《みつ》として、凡《すべ》てを腹《はら》の中《なか》にしまって置《お》いて下《くだ》さい。

どんな作品？

大学生の「私」は、鎌倉の海で「先生」に出会う。「先生」は友人を死に追いやった罪悪感を抱えており、明治天皇の崩御と乃木大将の殉死に刺激を受けて自殺する。「私」は、「先生」から届いた長い遺書を読む。

朗々と

桜《さくら》の森《もり》の満開《まんかい》の下《した》

冒頭

坂口安吾《さかぐちあんご》

桜《さくら》の花《はな》が咲《さ》くと人々《ひとびと》は酒《さけ》をぶらさげたり団子《だんご》をたべて花《はな》の下《した》を歩《ある》いて絶景《ぜっけい》だの春《はる》ランマンだのと浮《う》かれて陽気《ようき》になりますが、これは嘘《うそ》です。なぜ嘘《うそ》かと申《もう》しますと、桜《さくら》の花《はな》の下《した》へ人《ひと》がより集《あつ》まって酔《よ》っ払《ぱら》ってゲロを吐《は》いて喧嘩《けんか》して、これは江戸時代《えどじだい》からの話《はなし》で、大昔《おおむかし》は桜《さくら》の花《はな》の下《した》は怖《おそろ》しいと思《おも》っても、絶景《ぜっけい》だなどとは誰《だれ》も思《おも》いませんでした。近頃《ちかごろ》は桜《さくら》の花《はな》の下《した》といえば人間《にんげん》がより集《あつ》まって酒《さけ》をのんで喧嘩《けんか》していますから陽気《ようき》でにぎやかだと思《おも》いこんでいますが、桜《さくら》の花《はな》の下《した》から人間《にんげん》を取《と》り去《さ》ると怖《おそ》ろしい景《け》色《しき》になりますので、能《のう》にも、さる母親《ははおや》が愛児《あいじ》を人《ひと》さらいにさらわれて子供《こども》を探《さが》して発狂《はっきょう》して桜《さくら》の花《はな》の満開《まんかい》の林《はやし》の下《した》へ来《き》かかり見渡《みわた》す花《はな》びらの陰《かげ》に子供《こども》の幻《まぼろし》を描《えが》いて狂《くる》い死《じに》して花《はな》びらに埋《う》まっ

呼吸法ポイント

明るい春の中の不気味さを表現してみましょう。

かかった時間

1回目	秒
2回目	秒
3回目	秒

てしまう（このところ小生《しょうせい》の蛇足《だそく》）という話《はなし》もあり、桜《さくら》の林《はやし》の花《はな》の下《した》に人《ひと》の姿《すがた》がなければ怖《おそろ》しいばかりです。

昔《むかし》、鈴《すず》鹿《か》峠《とうげ》にも旅人《たびびと》が桜《さくら》の森《もり》の花《はな》の下《した》を通《とお》らなければならないような道《みち》になっていました。花《はな》の咲《さ》かない頃《ころ》はよろしいのですが、花《はな》の季節《きせつ》になると、旅人《たびびと》はみんな森《もり》の花《はな》の下《した》で気《き》が変《へん》になりました。できるだけ早《はや》く花《はな》の下《した》から逃《に》げようと思《おも》って、青《あお》い木《き》や枯《か》れ木《き》のある方《ほう》へ一目散《いちもくさん》に走《はし》りだしたものです。一人《ひとり》だとまだよいので、なぜかというと、花《はな》の下《した》を一目散《いちもくさん》に逃《に》げて、あたりまえの木《き》の下《した》へくるとホッとしてヤレヤレと思《おも》って、すむからですが、二人《ふたり》連《づれ》は都合《つごう》が悪《わる》い。

ワンポイントアドバイス

美しさと残酷さが表裏一体であることを、幻想的に描いています。満開の桜のシーンは、誰もが一度は見たことのある光景であり、視覚的にもイメージしやすいのではないでしょうか。美しい桜の花に理性を惑わされる感覚を、読みとってみてください。

朗々と

桜《さくら》の森《もり》の満《まん》開《かい》の下《した》

ラスト

坂《さか》口《ぐち》安《あん》吾《ご》

彼《かれ》は始《はじ》めて桜《さくら》の森《もり》の満《まん》開《かい》の下《した》に坐《すわ》っていました。いつまでもそこに坐《すわ》っていることができます。彼《かれ》はもう帰《かえ》るところがないのですから。

桜《さくら》の森《もり》の満《まん》開《かい》の下《した》の秘《ひ》密《みつ》は誰《だれ》にも今《いま》も分《わか》りません。あるいは「孤《こ》独《どく》」というものであったかも知《し》れません。なぜなら、男《おとこ》はもはや孤《こ》独《どく》を怖《おそ》れる必《ひつ》要《よう》がなかったのです。彼《かれ》自《みずか》らが孤《こ》独《どく》自《じ》体《たい》でありました。

彼《かれ》は始《はじ》めて四《し》方《ほう》を見《み》廻《まわ》しました。頭《ず》上《じょう》に花《はな》がありました。その下《した》にひっそりと無《む》限《げん》の虚《こ》空《くう》がみちていました。ひそひそと花《はな》が降《ふ》ります。それだけのことです。外《ほか》には何《なん》の秘《ひ》密《みつ》もないのでした。

かかった時間

1回目	秒
2回目	秒
3回目	秒

どんな作者？

さかぐち・あんご（1906～1955）　新潟県生まれ。小説『風博士』で注目を浴びるようになり、旧来の道徳観を否定した『堕落論』で世間から認められるようになる。歴史小説や推理小説なども書き、無頼派として戦後を代表する作家の一人となる。

ほど経《へ》て彼《かれ》はただ一《ひと》つのなまあたたかな何物《なにもの》かを感《かん》じました。そしてそれが彼《かれ》自身《じしん》の胸《むね》の悲《かな》しみであることに気《き》がつきました。花《はな》と虚空《こくう》の冴《さ》えた冷《つ》めたさにつつまれて、ほのあたたかいふくらみが、すこしずつ分《わか》りかけてくるのでした。

彼《かれ》は女《おんな》の顔《かお》の上《うえ》の花《はな》びらをとってやろうとしました。彼《かれ》の手《て》が女《おんな》の顔《かお》にとどこうとした時《とき》に、何《なに》か変《かわ》ったことが起《おこ》ったように思《おも》われました。すると、彼《かれ》の手《て》の下《した》には降《ふ》りつもった花《はな》びらばかりで、女《おんな》の姿《すがた》は掻《か》き消《き》えてただ幾《いく》つかの花《はな》びらになっていました。そして、その花《はな》びらを掻《か》き分《わ》けようとした彼《かれ》の手《て》も彼《かれ》の身体《からだ》も延《のば》した時《とき》にはもはや消《き》えていました。あとに花《はな》びらと、冷《つ》めたい虚空《こくう》がはりつめているばかりでした。

どんな作品？

山賊は、山で旅人を殺して、美しい連れの女を奪った。家には7人の妻がいたが、女の命令で6人を殺す。男は、残った妻と女とで都に出るが、また女と二人で山に戻る。満開の桜の木の下で男にはその女が鬼に見え、首をしめて殺してしまう。

細《ささめ》雪《ゆき》

冒頭

谷《たに》崎《ざき》潤《じゅん》一《いち》郎《ろう》

歌うように

「こいさん、頼《たの》むわ。——」

鏡《かがみ》の中《なか》で、廊下《ろうか》からうしろへ這入《はい》って来《き》た妙子《たえこ》を見《み》ると、自分《じぶん》で襟《えり》を塗《ぬ》りかけていた刷毛《はけ》を渡《わた》して、其方《そちら》は見《み》ずに、眼《め》の前《まえ》に映《うつ》っている長襦袢姿《ながじゅばんすがた》の、抜《ぬ》き衣紋《えもん》の顔《かお》を他人《たにん》の顔《かお》のように見据《みす》えながら、

「雪子《ゆきこ》ちゃん下《した》で何《なに》してる」

と、幸子《さちこ》はきいた。

「悦《えっ》ちゃんのピアノ見《み》たげてるらしい」

——なるほど、階下《かいか》で練習曲《れんしゅうきょく》の音《おと》がしているのは、雪子《ゆきこ》が先《さき》に身支度《みじたく》をしてしまったところで悦子《えつこ》に摑《つか》まって、稽古《けいこ》を見《み》てやっているのであろう。悦子《えつこ》は母《はは》が外出《がいしゅつ》する時《とき》でも雪子《ゆきこ》さえ家《いえ》にい

かかった時間

1回目	秒
2回目	秒
3回目	秒

呼吸法ポイント

ラストは「下痢」の話。品のある幸子のキャラクターとの対比を感じてみましょう。

てくれれば大人《おとな》しく留守番《るすばん》をする児《こ》であるのに、今日《きょう》は母《はは》と雪子《ゆきこ》と妙子《たえこ》と、三人《さんにん》が揃《そろ》って出《で》かけると云《い》うので少《すこ》し機嫌《きげん》が悪《わる》いのであるが、二時《にじ》に始《はじ》まる演奏会《えんそうかい》が済《す》みさえしたら雪子《ゆきこ》だけ一《ひ》と足先《あしさき》に、夕飯《ゆうはん》までには帰《かえ》って来《き》て上《あ》げると云《い》うことでどうやら納得《なっとく》はしているのであった。

「なあ、こいさん、雪子《ゆきこ》ちゃんの話《はなし》、又一《またひと》つあるねんで」

「そう、――」

姉《あね》の襟頸《えりくび》から両肩《りょうかた》へかけて、妙子《たえこ》は鮮《あざや》かな刷毛目《はけめ》をつけてお白粉《しろい》を引《ひ》いていた。決《けっ》して猫背《ねこぜ》ではないのであるが、肉《にく》づきがよいので堆《うずたか》く盛《も》り上《あが》っている幸子《さちこ》の肩《かた》から背《せ》の、濡《ぬ》れた肌《はだ》の表面《ひょうめん》へ秋晴《あきば》れの明《あか》りがさしている色《いろ》つやは、三十《さんじゅう》を過《す》ぎた人《ひと》のようでもなく張《は》りきって見《み》える。

ワンポイントアドバイス

名家の子女を描いていますが、ラストでは、気のすすまない結婚を決めた雪子の「下痢」で終わるのがおもしろいところ。思うように生きられない女性たちのやるせなさが、やわらかい関西言葉で表現されています。

歌うように

細《ささめ》雪《ゆき》

ラスト

谷《たに》崎《ざき》潤《じゅん》一《いち》郎《ろう》

幸子《さちこ》は、そんな工合《ぐあい》に急《きゅう》に此処《ここ》へ来《き》て人々《ひとびと》の運命《うんめい》が定《さだ》まり、もう近々《ちかぢか》にこの家《いえ》の中《なか》が淋《さび》しくなることを考《かんが》えると、娘《むすめ》を嫁《よめ》にやる母《はは》の心《こころ》もこうではないかと云《い》う気《き》がして、ややもすると感《かん》慨《がい》に沈《しず》みがちであったが、雪子《ゆきこ》はひとしお、貞之助《さだのすけ》夫婦《ふうふ》に連《つ》れられて廿六日《にじゅうろくにち》の夜行《やこう》で上京《じょうきょう》することに極《き》まってからは、その日《ひ》その日《ひ》の過《す》ぎて行《い》くのが悲《かな》しまれた。それにどうしたことなのか数日《すうじつ》前《まえ》から腹工合《はらぐあい》が悪《わる》く、毎日《まいにち》五六《ごろっ》回《かい》も下痢《げり》するので、ワカマツやアルシリン錠《じょう》を飲《の》んで見《み》たが、余《あま》り利《き》きめが現《あらわ》れず、下痢《げり》が止《と》まらないうちに廿六日《にじゅうろくにち》が来《き》てしまった。と、その日《ひ》の朝《あさ》に間《ま》に合《あ》うように、大阪《おおさか》の岡米《おかよね》に誂《あつら》えて置《お》いた鬘《かつら》が出来《でき》て来《き》たので、彼女《かのじょ》はちょっと合《あ》わせて見《み》てそのまま床《とこ》の間《ま》に飾《かざ》って置《お》いた

かかった時間

1回目	秒
2回目	秒
3回目	秒

どんな作者？

たにざき・じゅんいちろう（1886〜1965）　東大国文科中退。第二次『新思潮』で発表した『刺青』が永井荷風に評価され、耽美派作家として有名になる。マゾヒズムやモダニズムの作家として知られる一方、『源氏物語』の現代語訳を完成させるなど古典にも造詣が深い。

が、学校《がっこう》から帰《かえ》って来《き》た悦子《えつこ》が忽《たちま》ちそれを見付《みつ》け、姉《ねえ》ちゃんの頭《あたま》は小《ちい》さいなあと云《い》いながら被《かぶ》って、わざわざ台所《だいどころ》へ見《み》せに行《い》ったりして女中《じょちゅう》たちを可笑《おか》しがらせた。小槌屋《こづちや》に仕立《した》てを頼《たの》んで置《お》いた色直《いろなお》しの衣裳《いしょう》も、同《おな》じ日《ひ》に出来《でき》て届《とど》けられたが、雪子《ゆきこ》はそんなものを見《み》ても、これが婚礼《こんれい》の衣裳《いしょう》でなかったら、と、呟《つぶや》きたくなるのであった。そう云《い》えば、昔《むかし》幸子《さちこ》が貞之助《さだのすけ》に嫁《とつ》ぐ時《とき》にも、ちっとも楽《たの》しそうな様子《ようす》なんかせず、妹《いもうと》たちに聞《き》かれても、嬉《うれ》しいことも何《なん》ともないと云《い》って、けふ《きょう》もまた衣《ころも》えらびに日《ひ》は暮《く》れぬ嫁《とつ》ぎゆく身《み》のそゞろ悲《かな》しき、と云《い》う歌《うた》を書《か》いて示《しめ》したことがあったのを、図《はか》らずも思《おも》い浮《う》かべていたが、下痢《げり》はとうとうその日《ひ》も止《と》まらず、汽車《きしゃ》に乗《の》ってからもまだ続《つづ》いていた。

どんな作品？

大阪の旧家である蒔岡家四姉妹の、恋愛・結婚模様を描いた物語。もっとも美しい三女の雪子は良縁に恵まれず、四女の妙子はトラブル続き。年の離れた華族の子息との縁談が決まった雪子は、最後まで納得できないまま夫になる人の元に向かう。

羅《ら》生《しょう》門《もん》

冒頭

芥《あくた》川《がわ》龍《りゅう》之《の》介《すけ》

ある日《ひ》の暮方《くれかた》の事《こと》である。一人《ひとり》の下人《げにん》が、羅《ら》生《しょう》門《もん》の下《した》で雨《あま》やみを待《ま》っていた。

広《ひろ》い門《もん》の下《した》には、この男《おとこ》の外《ほか》に誰《だれ》もいない。ただ、所々《ところどころ》丹塗《にぬり》の剝《は》げた、大《おお》きな円柱《まるばしら》に、蟋蟀《きりぎりす》が一匹《いっぴき》とまっている。羅《ら》生《しょう》門《もん》が、朱《す》雀《ざく》大路《おおじ》にある以上《いじょう》は、この男《おとこ》の外《ほか》にも、雨《あま》やみをする市《いち》女《め》笠《かさ》や揉《もみ》烏《え》帽子《ぼし》が、もう二《に》、三人《さんにん》はありそうなものである。それが、この男《おとこ》の外《ほか》には誰《だれ》もいない。

何故《なぜ》かというと、この二《に》、三年《さんねん》、京都《きょうと》には、地震《じしん》とか辻風《つじかぜ》とか火事《かじ》とか饑饉《ききん》とかいう災《わざわい》がつづいて起《おこ》った。そこで洛中《らくちゅう》のさびれ方《かた》は一通《ひととお》りではない。旧記《きゅうき》によると、仏像《ぶつぞう》や仏具《ぶつぐ》を打砕《うちくだ》いて、その丹《に》がついたり、金銀《きんぎん》の箔《はく》がついたりした木《き》を、路《みち》ばたにつみ

呼吸法ポイント

下人と老婆の、生きることへの貪欲さを低音で表現してみましょう。

かかった時間

1回目	秒
2回目	秒
3回目	秒

重《かさ》ねて、薪《たきぎ》の料《しろ》に売《う》っていたという事《こと》である。洛中《らくちゅう》がその始末《しまつ》であるから、羅生門《らしょうもん》の修理《しゅり》などは、元《もと》より誰《だれ》も捨《す》てて顧《かえりみ》る者《もの》がなかった。するとその荒《あ》れ果《は》てたのをよい事《こと》にして、狐狸《こり》が棲《す》む。盗人《ぬすびと》が棲《す》む。とうとうしまいには、引取《ひきと》り手《て》のない死人《しにん》を、この門《もん》へ持《も》って来《き》て、棄《す》てて行《い》くという習慣《しゅうかん》さえ出来《でき》た。そこで、日《ひ》の目《め》が見《み》えなくなると、誰《だれ》でも気味《きみ》を悪《わ》るがって、この門《もん》の近所《きんじょ》へは足《あし》ぶみをしない事《こと》になってしまったのである。

その代《かわ》りまた鴉《からす》が何処《どこ》からか、たくさん集《あつま》って来《き》た。昼間見《ひるまみ》ると、その鴉《からす》が何羽《なんわ》となく輪《わ》を描《えが》いて、高《たか》い鴟尾《しび》のまわりを啼《な》きながら、飛《と》びまわっている。殊《こと》に門《もん》の上《うえ》の空《そら》が、夕焼《ゆうや》けであかくなる時《とき》には、それが胡麻《ごま》をまいたようにはっきり見《み》えた。

ワンポイントアドバイス

風景描写と下人の心理描写が、物語の不気味さ、人間の不気味さを伝えています。音読すればするほど、常識や良識が通用せず、善と悪の区別もあいまいな世界を感じることができるでしょう。

羅生門《らしょうもん》

ラスト

芥川龍之介《あくたがわりゅうのすけ》

朗々と

下人《げにん》は、饑死《がし》をするか盗人《ぬすびと》になるかに、迷《まよ》わなかったばかりではない。その時《とき》のこの男《おとこ》の心《こころ》もちからいえば、饑死《がし》などという事《こと》は、殆《ほとん》ど、考《かんが》える事《こと》さえ出来《でき》ないほど、意識《いしき》の外《そと》に追《お》い出《だ》されていた。

「きっと、そうか。」

老婆《ろうば》の話《はなし》が完《おわ》ると、下人《げにん》は嘲《あざけ》るような声《こえ》で念《ねん》を押《お》した。そうして、一足前《ひとあしまえ》へ出《で》ると、不意《ふい》に右《みぎ》の手《て》を面皰《にきび》から離《はな》して、老婆《ろうば》の襟上《えりがみ》をつかみながら、噛《か》みつくようにこういった。

「では、己《おの》が引剥《ひはぎ》をしようと恨《うら》むまいな。己《おの》もそうしなければ、饑死《がし》をする体《からだ》なのだ。」

下人《げにん》は、すばやく、老婆《ろうば》の着物《きもの》を剥《は》ぎとった。それから、足《あし》

かかった時間

1回目　秒

2回目　秒

3回目　秒

どんな作者？

あくたがわ・りゅうのすけ（1892～1927）　東大英文科在学中に、菊池寛らと雑誌『新思潮』を創刊。古典やキリシタンをテーマにしたものから私小説的なものまで幅広く執筆。代表作に『羅生門』『蜘蛛の糸』『奉教人の死』など。35歳で夭折している。

にしがみつこうとする老婆《ろうば》を、手荒《てあら》く屍骸《しがい》の上《うえ》へ蹴倒《けたお》した。梯《はし》子《ご》の口《くち》までは、僅《わずか》に五歩《ごほ》を数《かぞ》えるばかりである。下人《げにん》は、剥《は》ぎとった檜皮色《ひわだいろ》の着物《きもの》をわきにかかえて、またたく間《ま》に急《きゅう》な梯子《はしご》を夜《よる》の底《そこ》へかけ下《お》りた。

暫《しばらく》、死《し》んだように倒《たお》れていた老婆《ろうば》が、屍骸《しがい》の中《なか》から、その裸《はだか》の体《からだ》を起《おこ》したのは、それから間《ま》もなくの事《こと》である。老婆《ろうば》は、つぶやくような、うめくような声《こえ》を立《た》てながら、まだ燃《も》えている火《ひ》の光《ひかり》をたよりに、梯子《はしご》の口《くち》まで、這《は》って行《い》った。そうして、そこから、短《みじか》い白髪《はくはつ》を倒《さかさま》にして、門《もん》の下《した》を覗《のぞ》きこんだ。外《そと》には、ただ、黒洞々《こくとうとう》たる夜《よる》があるばかりである。

下人《げにん》の行方《ゆくえ》は、誰《だれ》も知《し》らない。

どんな作品？

平安時代。災害が起こり、飢饉に見舞われていた京都。死体が放置されている羅生門で、下人は死体から髪を抜きとる老婆を見つけた。生きるためだと主張する老婆の着物をはぎとった下人は、そのまま逃げていった。

夜《よ》明《あ》け前《まえ》

冒頭

島《しま》崎《ざき》藤《どう》村《そん》

まずは一息で
3,4行

木《き》曾《そ》路《じ》はすべて山《やま》の中《なか》である。あるところは岨《そば》づたいに行《い》く崖《がけ》の道《みち》であり、あるところは数《すう》十《じっ》間《けん》の深《ふか》さに臨《のぞ》む木《き》曾《そ》川《がわ》の岸《きし》であり、あるところは山《やま》の尾《お》をめぐる谷《たに》の入口《いりぐち》である。一筋《ひとすじ》の街道《かいどう》はこの深《ふか》い森林《しんりん》地帯《ちたい》を貫《つらぬ》いていた。

東《ひがし》ざかいの桜沢《さくらざわ》から、西《にし》の十曲峠《じっきょくとうげ》まで、木《き》曾《そ》十《じゅう》一《いっ》宿《しゅく》はこの街道《かいどう》に添《そ》うて、二《に》十《じゅう》二《に》里《り》余《あまり》に亙《わた》る長《なが》い渓谷《けいこく》の間《あいだ》に散《さん》在《ざい》していた。道路《どうろ》の位置《いち》も幾度《いくたび》か改《あらた》まったもので、古道《こどう》はいつのまにか深《ふか》い山間《やまあい》に埋《うず》もれた。名高《なだか》い桟《かけはし》も、蔦《つた》のかずらを頼《たの》みにしたような危《あぶな》い場処《ばしょ》ではなくなって、徳川《とくがわ》時代《じだい》の

呼吸法ポイント

木曽路の風景を思い浮かべながら、読んでみてください。

かかった時間

1回目	秒
2回目	秒
3回目	秒

末《すえ》には既《すで》に渡《わた》ることの出来《でき》る橋《はし》であった。新規《しんき》に新規《しんき》にと出来《でき》た道《みち》はだんだん谷《たに》の下《した》の方《ほう》の位置《いち》へと降《くだ》って来《き》た。道《みち》の狭《せま》いところには、木《き》を伐《き》って並《なら》べ、藤《ふじ》づるでからめ、それで街道《かいどう》の狭《せま》いのを補《おぎな》った。長《なが》い間《あいだ》にこの木曾路《きそじ》に起《おこ》って来《き》た変化《へんか》は、いくらかずつでも嶮岨《けんそ》な山坂《やまさか》の多《おお》いところを歩《ある》きよくした。そのかわり、大雨《おおあめ》ごとにやって来《く》る河水《かすい》の氾《はん》濫《らん》が旅行《りょこう》を困難《こんなん》にする。その度《たび》に旅人《たびびと》は最寄《もよ》り最寄《もよ》りの宿場《しゅくば》に逗留《とうりゅう》して、道路《どうろ》の開通《かいつう》を待《ま》つこともめずらしくない。

ワンポイントアドバイス

江戸から明治へという時代の大きな変化が描かれています。明治維新以前を「夜明け前」と表現し、「夜明け」を迎えられなかった（＝変化についていけなかった）半蔵の無念さが「おてんとうさまも見ずに死ぬ」という言葉に集約されています。

夜《よ》明《あ》け前《まえ》

ラスト

島崎《しまざき》藤村《とうそん》

まずは一息で
3,4行

人々《ひとびと》は進歩《しんぽ》を孕《はら》んだ昨日《きのう》の保守《ほしゅ》に疲《つか》れ、保守《ほしゅ》を孕《はら》んだ昨日《きのう》の進歩《しんぽ》にも疲《つか》れた。新《あたら》しい日本《にっぽん》を求《もと》める心《こころ》は漸《ようや》く多《おお》くの若者《わかもの》の胸《むね》に萌《きざ》して来《き》たが、しかし封建《ほうけん》時代《じだい》を葬《ほうむ》ることばかりを知《し》って、まだまことの維新《いしん》の成就《じょうじゅ》する日《ひ》を望《のぞ》むことも出来《でき》ないような不幸《ふこう》な薄暗《うすぐら》さがあたりを支配《しはい》していた。その間《かん》にあって、東山道《とうさんどう》工事《こうじ》中《ちゅう》の鉄道《てつどう》幹線《かんせん》建設《けんせつ》に対《たい》する政府《せいふ》の方針《ほうしん》はにわかに東海道《とうかいどう》に改《あらた》められ、私設《しせつ》鉄道《てつどう》の計画《けいかく》も各地《かくち》に興《おこ》り、時間《じかん》と距離《きょり》とを短縮《たんしゅく》する交通《こうつう》の変《へん》革《かく》は、あたかも押《お》し寄《よ》せて来《く》る世紀《せいき》の洪水《こうずい》のように、各《かく》自《じ》の生活《せいかつ》に浸《ひた》ろうとしていた。勝重《かつしげ》は師匠《ししょう》の口《くち》から僅《わず》かに

かかった時間

1回目	秒
2回目	秒
3回目	秒

どんな作者？

しまざき・とうそん（1872〜1943）　長野県出身。教師を経て、北村透谷らと『文学界』を創刊。『若菜集』で新体詩を発表したあと、被差別部落出身者の苦悩を描いた小説『破戒』で自然主義作家として大成。大作『夜明け前』は、藤村の最後の長編作品。

泄《も》れて来た忘《わす》れがたい言葉《ことば》、「わたしはおてんとうさまも見《み》ずに死《し》ぬ」というあの言葉《ことば》を思《おも》い出《だ》して悲《かな》しく思《おも》った。

「さあ、もう一息《ひといき》だ。」

その声《こえ》が墓掘《はかほ》りの男《おとこ》たちの間《あいだ》に起《おこ》る。続《つづ》いて「フム、ヨウ」の掛《か》け声《ごえ》も起《おこ》る。半蔵《はんぞう》を葬《ほうむ》るためには、寝棺《ねかん》を横《よこ》たえるだけのかなりの広《ひろ》さ深《ふか》さも要《い》るとあって、掘《ほ》り起《おこ》される土《つち》はそのあたりに山《やま》と積《つ》まれる。強《つよ》い匂《にお》いを放《はな》つ土中《どちゅう》をめがけて佐吉《さきち》らが鍬《くわ》を打《う》ち込《こ》む度《たび》に、その鍬《くわ》の響《ひび》きが重《おも》く勝《かつ》重《しげ》のはらわたに徹《こた》えた。一《ひと》つの音《おと》の後《あと》には、また他《ほか》の音《おと》が続《つづ》いた。

どんな作品？

国学を学ぶ庄屋の当主・青山半蔵は、江戸幕府が倒れて天皇に政権が戻ったことで王政復古を心待ちにしていた。しかし半蔵は、明治維新で新しい国づくりが始まったことに戸惑いを覚える。絶望し狂人となった半蔵は、座敷牢の中で生涯を終える。

駆《か》け込《こ》み訴《うった》え

冒頭

太宰《だざい》治《おさむ》

息を
テンポよく

申《もう》し上《あ》げます。申《もう》し上《あ》げます。だんなさま。あの人《ひと》は、ひどい。ひどい。はい。いやなやつです。悪《わる》い人《ひと》です。ああ。がまんならない。生《い》かしておけねえ。

はい、はい。落《お》ちついて申《もう》し上《あ》げます。あの人《ひと》を、生《い》かしておいてはなりません。世《よ》の中《なか》の仇《あだ》です。はい、何《なに》もかも、すっかり、全部《ぜんぶ》、申《もう》し上《あ》げます。私《わたし》は、あの人《ひと》の居所《いどころ》を知《し》っています。すぐに御案内申《ごあんないもう》します。ずたずたに切《き》りさいなんで、殺《ころ》してください。あの人《ひと》は、私《わたし》の師《し》です。主《しゅ》です。けれども私《わたし》と同《おな》じ年《とし》です。三十四《さんじゅうし》であります。私《わたし》は、あの人《ひと》よりたった二月《ふたつき》おそく生《う》まれただけなのです。たいした違《ちが》いがないはずだ。人《ひと》と人《ひと》との間《あいだ》に、

呼吸法ポイント

ユダの感情の起伏を表現できるとおもしろいですね！

かかった時間

1回目	秒
2回目	秒
3回目	秒

そんなにひどい差別《さべつ》はないはずだ。それなのに私《わたし》はきょうまであの人《ひと》に、どれほど意地悪《いじわる》くこき使《つか》われて来《き》たことか。どんなに嘲弄《ちょうろう》されて来《き》たことか。ああ、もう、いやだ。堪《た》えられるところまでは、堪《た》えて来《き》たのだ。怒《おこ》る時《とき》に怒《おこ》らなければ、人間《にんげん》のかいがありません。私《わたし》は今《いま》まであの人《ひと》を、どんなにこっそりかばってあげたか。だれも、ご存《ぞん》じないのです。あの人《ひと》ご自身《じしん》だって、それに気《き》がついていないのだ。いや、あの人《ひと》は知《し》っているのだ。ちゃんと知《し》っています。知《し》っているからこそ、なおさらあの人《ひと》は私《わたし》を意地悪《いじわる》く軽蔑《けいべつ》するのだ。あの人《ひと》は傲慢《ごうまん》だ。私《わたし》から大《おお》きに世話《せわ》を受《う》けているので、それがご自身《じしん》にくやしいのだ。あの人《ひと》は、あほうなくらいにうぬぼれ屋《や》だ。

ワンポイントアドバイス

たたみかけるように言葉をつなぐユダの、切羽詰った気持ちを感じながら早口で読むのがポイントです。キリストへの愛情と憎しみが入り混じったユダの言葉に論理性はほとんどなく、思い込みの強さだけが前面に出ています。

息を
テンポよく

駆《か》け込《こ》み訴《うった》え

ラスト

太宰治《だざいおさむ》

ああ、小鳥《ことり》の声《こえ》が、うるさい。耳《みみ》についてうるさい。どうして、こんなに小鳥《ことり》が騒《さわ》ぎまわっているのだろう。ピイチクピイチク、何《なに》を騒《さわ》いでいるのでしょう。おや、そのお金《かね》は？ 私《わたし》にくださるのですか、あの、私《わたし》に、三十銀《さんじゅうぎん》。なるほど、ははは。いや、お断《こと》わり申《もう》しましょう。殴《なぐ》られぬうちに、その金《かね》ひっこめたらいいでしょう。金《かね》がほしくて訴《うった》え出《で》たのではないんだ。ひっこめろ！ いいえ、ごめんなさい、いただきましょう。そうだ、私《わたし》は商人《しょうにん》だったのだ。金銭《きんせん》ゆえに、私《わたし》は優美《ゆうび》なあの人《ひと》から、いつも軽蔑《けいべつ》されて来《き》たのだっけ。いただきましょう。私《わたし》はしょせん、商人《しょうにん》だ。いやしめられている金銭《きんせん》で、あの人《ひと》にみごと、復讐《ふくしゅう》してやるのだ。

どんな作者？

だざい・おさむ（1909〜1948）　青森県生まれ。東大仏文科に入学したが中退。小説については井伏鱒二に師事する。無頼派と呼ばれ、『斜陽』で流行作家となる。代表作に『走れメロス』『ヴィヨンの妻』『人間失格』などがある。

かかった時間

1回目	秒
2回目	秒
3回目	秒

これが私《わたし》に、いちばんふさわしい復讐《ふくしゅう》の手段《しゅだん》だ。ざまあみろ！銀三十《ぎんさんじゅう》で、あいつは売《う》られる。私《わたし》は、ちっとも泣《な》いてやしない。私《わたし》は、あの人《ひと》を愛《あい》していない。はじめから、みじんも愛《あい》していなかった。はい、だんなさま。私《わたし》はうそばかり申《もう》し上《あ》げました。私《わたし》は、金《かね》がほしさにあの人《ひと》について歩《ある》いていたのです。おお、それにちがいない。あの人《ひと》が、ちっとも私《わたし》にもうけさせてくれないと今夜見《こんやみ》きわめがついたから、そこは商人《しょうにん》、す速《ばや》く寝返《ねがえ》りを打《う》ったのだ。金《かね》。世《よ》の中《なか》は金《かね》だけだ。銀三十《ぎんさんじゅう》、なんとすばらしい。いただきましょう。私《わたし》は、けちな商人《しょうにん》です。ほしくてならぬ。はい、ありがとう存《ぞん》じます。はい、はい。申《もう》しおくれました。私《わたし》の名《な》は、商人《しょうにん》のユダ。へっへ。イスカリオテのユダ。

どんな作品？

ユダは師であるキリストを敬愛している。だがその一方でキリストの非道さに耐えかね、キリストを訴えるために警察に駆け込む。キリスト批判を一方的にまくしたて、最後には銀三十のお金を受け取ってキリストを売り渡した。

息を
ゆったりと

草《くさ》枕《まくら》

冒頭

夏目《なつめ》漱石《そうせき》

山路《やまみち》を登《のぼ》りながら、こう考《かんが》えた。

智《ち》に働《はたら》けば角《かど》が立《た》つ。情《じょう》に棹《さお》させば流《なが》される。意地《いじ》を通《とお》せば窮屈《きゅうくつ》だ。とかくに人《ひと》の世《よ》は住《す》みにくい。

住《す》みにくさが高《こう》じると、安《やす》い所《ところ》へ引《ひ》き越《こ》したくなる。どこへ越《こ》しても住《す》みにくいと悟《さと》った時《とき》、詩《し》が生《うま》れて、画《え》が出来《でき》る。

人《ひと》の世《よ》を作《つく》ったものは神《かみ》でもなければ鬼《おに》でもない。やはり向《むこ》う三軒両隣《さんげんりょうどな》りにちらちらするただの人《ひと》である。ただの人《ひと》が作《つく》った人《ひと》の世《よ》が住《す》みにくいからと

呼吸法ポイント

一枚の絵画のようなシーンを味わってみましょう。

かかった時間	
1回目	秒
2回目	秒
3回目	秒

て、越《こ》す国《くに》はあるまい。あれば人《ひと》でなしの国《くに》へ行《い》くばかりだ。人《ひと》でなしの国《くに》は人《ひと》の世《よ》よりもなお住《す》みにくかろう。

越《こ》す事《こと》のならぬ世《よ》が住《す》みにくければ、住《す》みにくい所《ところ》をどれほどか、寛容《くつろげ》て、束《つか》の間《ま》の命《いのち》を、束《つか》の間《ま》でも住《す》みよくせねばならぬ。ここに詩人《しじん》という天職《てんしょく》が出来《でき》て、ここに画家《がか》という使命《しめい》が降《くだ》る。あらゆる芸術《げいじゅつ》の士《し》は人《ひと》の世《よ》を長閑《のどか》にし、人《ひと》の心《こころ》を豊《ゆた》かにするが故《ゆえ》に尊《たっ》とい。

ワンポイントアドバイス

主人公は30歳。今の30歳はまだまだこれからという感じですが、昔の30歳は中高年にさしかかったくらい。そんな人が、面倒な人間関係に嫌気がさして温泉地を旅する物語。のんびり温泉に入りながら、悩みや苦しみにからまりあった頭の中を整理して、芸術について自由に思いを巡らせてみる。これこそ、大人の有意義な時間の使い方というものでしょう。

草枕《くさまくら》

ラスト

夏目漱石《なつめそうせき》

息を
ゆったりと

車掌《しゃしょう》が、ぴしゃりぴしゃりと戸《と》を閉《た》てながら、こちらへ走《はし》って来《く》る。一《ひと》つ閉《た》てるごとに、行《ゆ》く人《ひと》と、送《おく》る人《ひと》の距離《きょり》は益々《ますます》遠《とお》くなる。やがて久一《きゅういち》さんの車室《しゃしつ》の戸《と》もぴしゃりとしまった。世界《せかい》はもう二《ふた》つになった。老人《ろうじん》は思《おも》わず窓側《まどぎわ》へ寄《よ》る。青年《せいねん》は窓《まど》から首《くび》を出《だ》す。

「あぶない。出《で》ますよ」という声《こえ》の下《した》から、未練《みれん》のない鉄車《てつしゃ》の音《おと》がごっとりごっとりと調子《ちょうし》を取《と》って動《うご》き出《だ》す。窓《まど》は一《ひと》つ一《ひと》つ、余等《われわれ》の前《まえ》を通《とお》る。久一《きゅういち》さんの顔《かお》が小《ちい》さくなって、最後《さいご》の三等列車《さんとうれっしゃ》が、余《よ》の前《まえ》を通《とお》るとき、窓《まど》の中《なか》から、ま

どんな作者？

なつめ・そうせき（1867～1916）　東大英文科卒業後、教職を経て渡英。1903年に帰国して一高、東大講師となり、『吾輩は猫である』『坊っちゃん』を発表。朝日新聞社に入社して職業作家となる。代表作に『三四郎』『こころ』『夢十夜』『文学論』など。

かかった時間

1回目	秒
2回目	秒
3回目	秒

た一《ひと》つ顔《かお》が出《で》た。

　茶色《ちゃいろ》のはげた中折帽《なかおれぼう》の下《した》から、髯《ひげ》だらけな野武士《のぶし》が名《な》残《ご》り惜気《おしげ》に首《くび》を出《だ》した。そのとき、那美《なみ》さんと野武士《のぶし》は思《おも》わず顔《かお》を見合《みあわ》せた。鉄車《てっしゃ》はごとりごとりと運転《うんてん》する。野武士《のぶし》の顔《かお》はすぐ消《き》えた。那美《なみ》さんは茫然《ぼうぜん》として、行《ゆ》く汽車《きしゃ》を見送《みおく》る。その茫然《ぼうぜん》のうちには不思議《ふしぎ》にも今《いま》までかつて見《み》た事《こと》のない「憐《あわ》れ」が一面《いちめん》に浮《う》いている。

「それだ！　それだ！　それが出《で》れば画《え》になりますよ」

と余《よ》は那美《なみ》さんの肩《かた》を叩《たた》きながら小声《こごえ》にいった。余《よ》が胸中《きょうちゅう》の画面《がめん》はこの咄嗟《とっさ》の際《さい》に成就《じょうじゅ》したのである。


どんな作品？

主人公の画家は、煩わしい人間関係から逃れるべく、ひなびた温泉を旅している。旅の途中、那古井の温泉宿で美しい娘・那美に出会う。那美の別れた夫が出征することになり、それを知った那美の顔に浮かんだ「憐れ」の情に、画家は芸術的な美を感じた。画家の言葉に漱石自身の美術論、芸術論を仮託しており、評論のような趣のある小説。

コラム—1

速音読のすすめ

音読は、目と口を使うものと思われがちですが、最も重要な働きをするのは脳です。目で見た文字を同時に口にする、というやり方ですと、一語一語を区切るようなたどたどしい読み方になってしまうでしょう。

すらすらと流れるように読むためには、目で少し先の文章をとらえながら、口では、目が0・何秒か前にとらえた文章を声に出すこと。目と口の動きには、タイムラグが必要になります。つまり脳は、目と口に対して別々の動きを、時間差で指示しなくてはならないのです。

より上手に音読しようとしたら、脳は、目がとらえた文章の意味を把握し、文脈を判断した上で、口にその指示を出す必要があります。

こう文章にすると、こんな難しいことはできないと思うかもしれませんが、皆さん音読は普通にやっているはずです。速く音読（速音読）すると、いよいよ目は先に動くことになり、脳は活性化します。

その脳の機能を退化させないためにも、日々の音読が大切になってくるのです。音読でも、「速音読」をおすすめします。

第二章

息をテンポよく言葉のリズムを感じる

息をテンポよく

外《うい》郎《ろう》売《うり》

冒頭

不詳《ふしょう》

拙者《せっしゃ》親方《おやかた》と申《もう》すは、お立《た》ち合《あ》いの中《うち》にご存知《ぞんじ》のお方《かた》もござりましょうが、お江戸《えど》を発《た》って二十里《にじゅうり》上方《かみがた》、相州《そうしゅう》小《お》田《だ》原《わら》、一色町《いっしきまち》をお過《す》ぎなされて、青物町《あおものちょう》を登《のぼ》りへお出《いで》なさるれば、欄干橋《らんかんばし》虎屋藤右衛門《とらやとうえもん》、只今《ただいま》は剃髪《ていはつ》いたして、円斎《えんさい》と名《な》のりまする。元朝《がんちょう》より大晦日《おおつごもり》まで、お手《て》に入《い》れまする此《こ》の薬《くすり》は、昔《むかし》、陳《ちん》の国《くに》の唐人《とうじん》、外郎《ういろう》という人《ひと》、わが朝《ちょう》に来《き》たり、帝《みかど》へ参内《さんだい》の折《おり》から、此《こ》の薬《くすり》を深《ふか》く籠《こ》め置《お》き、用《もち》ゆる時《とき》は一粒《いちりゅう》ずつ、冠《かんむり》のすき間《ま》より取《と》り出《いだ》す。依《よ》って其《そ》の名《な》を帝《みかど》より「透頂香《とうちんこう》」と賜《たまわ》る。即《すなわ》ち文字《もんじ》は、「頂《いただ》き透《す》く香《におい》」と書《か》いて、「とうちんこう」と申《もう》す。只今《ただいま》は此《こ》の薬《くすり》、殊《こと》

呼吸法ポイント

つっかえなくなるまで、何度も何度も読んでみましょう！

かかった時間

1回目	秒
2回目	秒
3回目	秒

の外世上《ほかせじょう》に弘《ひろ》まり、ほうぼうに偽看板《にせかんばん》を出《い》だし、イヤ小《お》田原《だわら》の、灰俵《はいだわら》の、さん俵《だわら》の、炭俵《すみだわら》のと、色々《いろいろ》に申《もう》せども、平仮名《ひらがな》を以《も》って「ういろう」と致《いた》せしは、親方円斎《おやかたえんさい》ばかり。もしやお立《た》ち合《あ》いの中《うち》に、熱海《あたみ》か塔ノ沢《とうのさわ》へ湯治《とうじ》においでなさるるか、又伊勢御参宮《またいせごさんぐう》の折《おり》からは、必《かなら》ず門《かど》ちがいなされまするな。お上《のぼ》りならば右《みぎ》の方《かた》、お下《くだ》りなれば左側《ひだりがわ》、八方《はっぽう》が八《や》つ棟《むね》、おもてが三《み》つ棟玉堂造《むねぎょくどうづく》り、破風《はふ》には菊《きく》に桐《きり》のとうの御紋《ごもん》を御赦免《ごしゃめん》あって、系図正《けいずただ》しき薬《くすり》でござる。イヤ最前《さいぜん》より家名《かめい》の自慢《じまん》ばかり申《もう》しても、御存知《ごぞんじ》ない方《かた》には、正身《しょうじん》の胡椒《こしょう》の丸呑《まるの》み、白川夜船《しらかわよふね》。さらば一粒《いちりゅう》食《た》べかけて、其《そ》の気味合《きみあ》いをお目《め》にかけましょう。

ワンポイントアドバイス

これは、音のおもしろさを楽しむ言葉。早口言葉としての難しさだけでなく、自然と口をついて出てしまうようなリズムやテンポのよさがあります。アナウンサーが滑舌の練習で使っているものでもあり、つっかえずに言えるようになると、しゃべりに自信がもてます。

外郎売《ういろううり》

ラスト

不詳《ふしょう》

息を
テンポよく

おきゃがれこぼし、おきゃがれこぼおし、ゆんべもこぼして、又《また》こぼした。たあぷぽぽ、たあぷぽぽ、ちりから、ちりから、つったっぽ。たっぽたっぽ、一丁《いっちょう》だこ、落《お》ちたら煮《に》て食《く》お。煮《に》ても焼《や》いても食《く》われぬものは、五徳《ごとく》、鉄《てっ》きゅう、金熊《かなぐま》どうじに、石熊《いしぐま》、石持《いしもち》、虎熊《とらぐま》、虎《とら》きす。中《なか》にも東寺《とうじ》の羅生門《らしょうもん》には、茨《いばら》木童子《きどうじ》が、うで栗五合《ぐりごんごう》、つかんでおむしゃる。かの頼公《らいこう》の膝《ひざ》元去《もとさ》らず。鮒《ふな》、きんかん、椎茸《しいたけ》、定《さだ》めてごたんな、そば切《き》り、そうめん、うどんか愚鈍《ぐどん》な小新発知《こしんぼち》。小棚《こだな》のこ下《した》の小桶《こおけ》に、小味噌《こみそ》がこあるぞ、小杓子《こしゃくし》こもって、こすくってこよこせ。おっと合点《がってん》だ、心得《こころえ》たんぼの、川崎《かわさき》、神奈川《かながわ》、程ケ谷《ほどがや》、戸塚《とつか》

かかった時間

1回目	秒
2回目	秒
3回目	秒

は走《はし》って行《ゆ》けば、やいとを摺《す》りむく。三里《さんり》ばかりか、藤沢《ふじさわ》、平塚《ひらつか》、大磯《おおいそ》がしや、小磯《こいそ》の宿《しゅく》を七《なな》つ起《お》きして、早天《そうてん》そうそう、相州《そうしゅう》小田原《おだわら》透頂香《とうちんこう》。隠《かく》れござらぬ、貴賤群衆《きせんぐんじゅ》の花《はな》のお江戸《えど》の花《はな》ういらう《ろ》。あれあの花《はな》を見《み》て、お心《こころ》をお和《やわ》らぎやあといふ。産子《うぶこ》、這子《はうこ》に至《いた》るまで、このういらう《ろ》の御評判《ごひょうばん》、御存《ごぞん》知《じ》ないとは申《もう》されまいまいつぶり、角出《つのだ》せ、棒出《ぼうだ》せ、ぼうぼうまゆに、うす、杵《きね》、すりばち、ばちばちぐわらぐわらぐわらと、羽目《はめ》を外《はず》して今日《こんにち》おいでの何《いず》れも様《さま》に、上《あ》げねばならぬ、売《う》らねばならぬと、息《いき》せい引《ひ》っぱり、東方世界《とうほうせかい》の薬《くすり》の元《もと》締《じめ》、薬師如来《やくしにょらい》も照覧《しょうらん》あれと、ホホ、敬《うやま》って、ういらう《ろ》はいらっしゃりませぬか。

どんな作品？

市川團十郎の十八番の一つ。江戸時代に、團十郎が外郎《ういろう》（透陳香《とうちんこう》）と呼ばれる中国伝来の丸薬で咳が止まったことに感謝し、1718年に初演したと言われている。外郎は、飲むと口が止まらなくなる薬で、外郎売りはそれを実証するために早口言葉を披露している。

まずは一息で
3,4行

やまなし

抜粋

宮《みや》沢《ざわ》賢《けん》治《じ》

一《いち》、五月《ごがつ》

二疋《にひき》の蟹《かに》の子供《こども》らが青《あお》じろい水《みず》の底《そこ》で話《はなし》ていました。

『クラムボンはわらったよ。』

『クラムボンはかぷかぷわらったよ。』

『クラムボンは跳《はね》てわらったよ。』

『クラムボンはかぷかぷわらったよ。』

上《うえ》の方《ほう》や横《よこ》の方《ほう》は、青《あお》くくらく鋼《はがね》のように見《み》えます。そのなめらかな天井《てんじょう》を、つぶつぶ暗《くら》い泡《あわ》が流《なが》れて行《い》きます。

『クラムボンはわらっていたよ。』

『クラムボンはかぷかぷわらったよ。』

『それならなぜクラムボンはわらったの。』

『知《し》らない。』

つぶつぶ泡《あわ》が流《なが》れて行《い》きます。蟹《かに》の子供《こども》らもぽつぽつぽつとつづけて五六粒泡《ごろくつぶあわ》を吐《は》きました。それはゆれながら水銀《すいぎん》のように光《ひか》っ

かかった時間	
1回目	秒
2回目	秒
3回目	秒

ワンポイントアドバイス

「かぷかぷ」という擬音語が特徴的で、どんなふうに笑ったのかを想像しながら読んでみるといいでしょう。見たまま感じたままを言葉にする蟹の兄弟の、敏感な心の動きを感じ取りながら、不思議な物語世界を味わってみてください。

て斜《なな》めに上《うえ》の方《ほう》へのぼって行《い》きました。

つうと銀《ぎん》のいろの腹《はら》をひるがえして、一疋《いっぴき》の魚《さかな》が頭《あたま》の上《うえ》を過《す》ぎて行《い》きました。

『クラムボンは死《し》んだよ。』

『クラムボンは殺《ころ》されたよ。』

『クラムボンは死《し》んでしまったよ………。』

『殺《ころ》されたよ。』

『それならなぜ殺《ころ》された。』兄《にい》さんの蟹《かに》は、その右側《みぎがわ》の四本《よんほん》の脚《あし》の中《うち》の二本《にほん》を、弟《おとうと》の平《ひら》べったい頭《あたま》にのせながら云《い》いました。

『わからない。』

魚《さかな》がまたツウと戻《もど》つて下流《かりゅう》の方《ほう》へ行《い》きました。

『クラムボンはわらったよ。』

『わらった。』

どんな作品？

5月と12月という二つのシーンの物語。小さな谷川の底で会話する、蟹の兄弟の言葉がいきいきと展開される。食物連鎖をテーマに、生き物の生と死、自然の恵みと厳しさを、幻想的な風景と描写で表している。

どんな作者？

みやざわ・けんじ（1896～1933）　盛岡高等農林学校卒業後、花巻農学校の教師となる。農業を指導するかたわら、詩や童話を書き、詩集『春と修羅』、童話集『注文の多い料理店』を出版する。代表作に「銀河鉄道の夜」「風の又三郎」など

一連を一息で

落葉《から》松《まつ》

全文

北《きた》原《はら》白《はく》秋《しゅう》

一
からまつの林《はやし》を過《す》ぎて、
からまつをしみじみと見《み》き。
からまつはさびしかりけり。
たびゆくはさびしかりけり。

二
からまつの林《はやし》を出《い》でて、
からまつの林《はやし》に入《い》りぬ。
からまつの林《はやし》に入《い》りて、
また細《ほそ》く道《みち》はつづけり。

三
からまつの林《はやし》の奥《おく》も
わが通《とお》る道《みち》はありけり。
霧雨《きりさめ》のかかる道《みち》なり。
山風《やまかぜ》のかよふ《う》道《みち》なり。

四
からまつの林《はやし》の道《みち》は
われのみか、ひともかよひ《い》ぬ。
ほそぼそと通《かよ》ふ《う》道《みち》なり。
さびさびといそぐ道《みち》なり。

ワンポイントアドバイス
人生経験を重ねた大人にこそ読んでもらいたい詩です。

かかった時間	
1回目	秒
2回目	秒
3回目	秒

五

からまつの林《はやし》を過《す》ぎて、
ゆゑ《え》しらず歩《あゆ》みひそめつ。
からまつはさびしかりけり、
からまつとささやきにけり。

六

からまつの林《はやし》を出《い》でて、
浅間嶺《あさまね》にけぶり立《た》つ見《み》つ。
浅間嶺《あさまね》にけぶり立《た》つ見《み》つ。
からまつのまたそのうへ《え》に。

七

からまつの林《はやし》の雨《あめ》は
さびしけどいよよしづ《ず》けし。
かんこ鳥《どり》鳴《な》けるのみなる。
からまつの濡《ぬ》るるのみなる。

八

世《よ》の中《なか》よ、あはれ《わ》なりけり。
常《つね》なけどうれしかりけり。
山川《やまかわ》に山《やま》がは《わ》の音《おと》、
からまつにからまつのかぜ。

どんな作品？

白秋自身が、信州の浅間山麓の落葉松林を歩きながら感じた思いを詩にしたもので、歩いている目線を追うように、リアルな描写がされている。

どんな作者？

きたはら・はくしゅう（1885~1942）
詩人、歌人。与謝野鉄幹・晶子らと雑誌『明星』で詩を発表。第一詩集『邪宗門』が高い評価を得る一方、「雨降り」など童謡の作詞も多い。三木露風とともに近代日本を代表する詩人。

千《ち》曲《くま》川《がわ》旅《りょ》情《じょう》の歌《うた》

全文

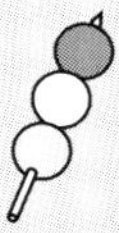

島《しま》崎《ざき》藤《とう》村《そん》

一連を
一息で

小諸《こもろ》なる古城《こじょう》のほとり

小諸《こもろ》なる古城《こじょう》のほとり
雲白《くもしろ》く遊子《ゆうし》悲《かな》しむ
緑《みどり》なす蘩蔞《はこべ》は萌《も》えず
若草《わかくさ》も藉《し》くによしなし
しろがねの衾《ふすま》の岡辺《おかべ》
日《ひ》に溶《と》けて淡雪《あわゆき》流《なが》る

あたゝ《た》かき光《ひかり》はあれど
野《の》に満《み》つる香《かおり》も知《し》らず
浅《あさ》くのみ春《はる》は霞《かす》みて
麦《むぎ》の色《いろ》は《わ》づ《ず》かに青《あお》し
旅人《たびびと》の群《むれ》はいくつか
畠中《はたなか》の道《みち》を急《いそ》ぎぬ

暮《く》れ行《ゆ》けば浅間《あさま》も見《み》えず
歌哀《うたかな》し佐久《さく》の草笛《くさぶえ》
千曲川《ちくまがわ》いざよふ波《なみ》の
岸近《きしちか》き宿《やど》にのぼりつ
濁《にご》り酒濁《ざけにご》れる飲《の》みて
草枕《くさまくら》しばし慰《なぐさ》む

かかった時間	
1回目	秒
2回目	秒
3回目	秒

ワンポイントアドバイス

文語ではあるけれど五七調なので、リズムを大切にして読んでみましょう。長い人生の終わりにさしかかった旅人に思いをはせると同時に、自身の人生を思い返すいい機会にもなることでしょう。

千曲川《ちくまがわ》のほとりにて

昨日《きのう》またかくてありけり
今日《きょう》もまたかくてありなむ《ん》
この命《いのち》なにを齷齪《あくせく》
明日《あす》をのみ思《おも》ひ《い》わづ《ず》らふ《う》

いくたびか栄枯《えいこ》の夢《ゆめ》の
消《き》え残《のこ》る谷《たに》に下《くだ》りて
河波《かわなみ》のいざよふ《う》見《み》れば
砂《すな》まじり水巻《みずま》き帰《かえ》る

嗚呼《ああ》古城《こじょう》なにをか語《かた》り
岸《きし》の波《なみ》なにをか答《こた》ふ《う》
過《いに》し世《よ》を静《しず》かに思《おも》へ《え》
百年《ももとせ》もきのふ《う》のごとし

千曲川《ちくまがわ》柳霞《やなぎかす》みて
春浅《はるあさ》く水流《みずなが》れたり
たゞ《だ》ひとり岩《いわ》をめぐりて
この岸《きし》に愁《うれい》を繋《つな》ぐ

どんな作者？

しまざき・とうそん（1872～1943）　長野県出身。教師を経て、北村透谷らと『文学界』を創刊。『若菜集』で新体詩を発表したあと、被差別部落出身者の苦悩を描いた小説『破戒』で自然主義作家として大成。大作『夜明け前』は、藤村の最後の長編作品。

注《ちゅう》文《もん》の多《おお》い料《りょう》理《り》店《てん》（序）

全文

宮《みや》沢《ざわ》賢《けん》治《じ》

まずは一息で
3,4行

　わたしたちは、氷《こおり》砂《ざ》糖《とう》をほしいくらゐ《い》もたないでも、きれいにすきとほ《お》つ《っ》た風《かぜ》をたべ、桃《もも》いろのうつくしい朝《あさ》の日《にっ》光《こう》をのむことができます。

　またわたくしは、はたけや森《もり》の中《なか》で、ひどいぼろぼろのきものが、いちばんすばらしいびろうどや羅《ら》紗《しゃ》や、宝《ほう》石《せき》いりのきものに、かは《わ》つ《っ》てゐ《い》るのをたびたび見《み》ました。

　わたくしは、さ《そ》うふ《う》きれいなたべものやきものをすきです。

　これらのわたくしのおはなしは、みんな林《はやし》や野《の》はらや鉄《てつ》道《どう》線《せん》路《ろ》やらで、虹《にじ》や月《つき》あかりからもらつ《っ》てきたのです。

　ほんた《と》うに、かしは《わ》ばやしの青《あお》い夕《ゆう》方《がた》を、ひとりで通《とお》りかかつ《っ》

かかった時間

1回目	秒
2回目	秒
3回目	秒

ワンポイントアドバイス

子どもにも理解できるような、平易な言葉の中に、「きれいなたべもの」や「ほんたうのたべもの」といった賢治の純粋さが表現されています。賢治のいう「きれいな」「ほんたうの」とは何かを考えながら読んでみてください。

たり、十一月《じゅういちがつ》の山《やま》の風《かぜ》のなかに、ふるへながら立《た》つたりしますと、もうどうしてもこんな気《き》がしてしかたないのです。ほんたう《と》にもう、どうしてもこんなことがあるやう《よ》でしかたないといふ《う》ことを、わたくしはそのとほり書《か》いたまでです。

ですから、これらのなかには、あなたのためになるところもあるでせう《しょう》し、ただそれつ《つ》きりのところもあるでせう《しょう》が、わたくしには、そのみわけがよくつきません。なんのことだか、わけのわからないところもあるでせう《しょう》が、そんなところは、わたくしにもまた、わけがわからないのです。

けれども、わたくしは、これらのちひさ《い》なものがたりの幾《いく》きれかが、おしまひ《い》、あなたのすきとほつ《おっ》たほんたう《と》のたべものになることを、どんなにねがふ《う》かわかりません。

どんな作者？

みやざわ・けんじ（1896〜1933）　盛岡高等農林学校卒業後、花巻農学校の教師となる。農業を指導するかたわら、詩や童話を書き、詩集『春と修羅』、童話集『注文の多い料理店』を出版する。代表作に「銀河鉄道の夜」「風の又三郎」など

永《えい》訣《けつ》の朝《あさ》

冒頭

宮《みや》沢《ざわ》賢《けん》治《じ》

息を
ゆったりと

けふ《きょう》のうちに
とほ《お》くへいつ《っ》てしまふ《う》わたくしのいもうとよ
みぞれがふつ《っ》ておもてはへんにあかるいのだ
（あめゆじゆ《ゅ》とてちてけんじや《ゃ》）
うすあかくいつ《っ》さ《そ》う陰惨《いんざん》な雲《くも》から
みぞれはびちよ《ょ》びちよ《ょ》ふつ《っ》てくる
（あめゆじゆ《ゅ》とてちてけんじや《ゃ》）
青《あお》い蓴菜《じゅんさい》のもや《よ》うのついた
これらふたつのかけた陶椀《とうわん》に
おまへ《え》がたべるあめゆきをとら《ろ》うとして

呼吸法ポイント

一語一語を味わうように、ゆったりと息を吐きながら読んでみてください。

かかった時間

1回目	秒
2回目	秒
3回目	秒

わたくしはまがつ《っ》たてつ《っ》ぱ《ぽ》うだまのや《よ》うに
このくらいみぞれのなかに飛《と》びだした
（あめゆじゆ《ゆ》とてちてけんじや《や》）
蒼鉛《そうえん》いろの暗《くら》い雲《くも》から
みぞれはびちよ《よ》びちよ《よ》沈《しず》んでくる
ああとし子《こ》
死《し》ぬといふ《う》いまごろになつ《っ》て
わたくしをいつ《っ》しや《よ》うあかるくするために
こんなさつ《っ》ぱりした雪《ゆき》のひとわんを
おまへ《え》はわたくしにたのんだのだ

ワンポイントアドバイス

全文が長いので、ここでは抜粋しましたが、全文を読んでこそ感情が体に入ってくる詩です。機会があれば、ぜひ全文を。素朴な方言による純粋な表現が、時代を越えて胸を打つ詩です。大切な人を思い浮かべながら読んでみてください。

永《えい》訣《けつ》の朝《あさ》

ラスト

宮《みや》沢《ざわ》賢《けん》治《じ》

息を
ゆったりと

ほんた《と》うにけふ《きょう》おまへ《え》はわかれてしまふ《う》
ああのとざされた病室《びょうしつ》の
くらいびや《よ》うぶやかやのなかに
やさしくあを《お》じろく燃《も》えてゐ《い》る
わたくしのけなげないもうとよ
この雪《ゆき》はどこをえらば《ぼ》うにも
あんまりどこもまつ《っ》しろなのだ
あんなおそろしいみだれたそらから
このうつくしい雪《ゆき》がきたのだ

かかった時間

1回目	秒
2回目	秒
3回目	秒

どんな作者？

みやざわ・けんじ（1896〜1933）　盛岡高等農林学校卒業後、花巻農学校の教師となる。農業を指導するかたわら、詩や童話を書き、詩集『春と修羅』、童話集『注文の多い料理店』を出版する。代表作に「銀河鉄道の夜」「風の又三郎」など

（うまれでくるたて
こんどはこたにわりやのごとばかりで
くるしまなあよにうまれてくる）
おまへ《え》がたべるこのふたわんのゆきに
わたくしはいまこころからいのる
どうかこれが天上《てんじょう》のアイスクリームになつ《っ》て
おまへ《え》とみんなとに聖《とうと》い資糧《しりょう》をもたらすやう《よ》に
わたくしのすべてのさいは《わ》ひ《い》をかけてねがふ《う》

どんな作品？

最大の理解者であり、最愛の妹が24歳で亡くなる瞬間を謳った詩。「永訣」とは永遠の別れ。「あめゆじゆとてちてけんじや（雨雪をとってきてちょうだい）」という、妹の最後の願いをかなえるべく、「まがつたてつぱうだまのやうに」走り出す賢治の姿に、兄妹の絆を感じる。

まずは一息で
3,4行

春《はる》と修羅《しゅら》

冒頭

宮沢賢治《みやざわけんじ》

心象《しんしょう》のはひ《い》いろはがねから
あけびのつるはくもにからまり
のばらのやぶや腐植《ふしょく》の湿地《しっち》
いちめんのいちめんの諂曲模様《てんごくもよう》
（正午《しょうご》の管楽《かんがく》よりもしげく
　琥珀《こはく》のかけらがそそぐとき）
いかりのにがさまた青《あお》さ
四月《しがつ》の気層《きそう》のひかりの底《そこ》を
唾《つばき》し　はぎしりゆききする
おれはひとりの修羅《しゅら》なのだ
（風景《ふうけい》はなみだにゆすれ）
砕《くだ》ける雲《くも》の眼路《めじ》をかぎり

かかった時間

1回目　　秒

2回目　　秒

3回目　　秒

ワンポイントアドバイス

行頭が一字ずつ下がっているのは、賢治の心の揺れともいわれています。明るい春の情景と、「おれはひとりの修羅なのだ」という宣言の対比がこの作品の魅力です。生硬な言葉は言い回しが難しいですが、賢治の語彙を読みこなしましょう。

れいろうの天《てん》の海《うみ》には
聖玻璃《せいはり》の風《かぜ》が行《い》き交《か》ひ《い》
ZYPRESSEN《ツィプレッセン》春《はる》のいちれつ
くろぐろと光素《エーテル》を吸《す》ひ《い》
その暗《くら》い脚並《あしなみ》からは
天山《てんざん》の雪《ゆき》の稜《りょう》さへ《え》ひかるのに
（かげろふ《う》の波《なみ》と白《しろ》い偏光《へんこう》）
まことのことばはうしなは《わ》れ
雲《くも》はちぎれてそらをとぶ
ああかがやきの四月《しがつ》の底《そこ》を
はぎしり燃《も》えてゆききする
おれはひとりの修羅《しゅら》なのだ

どんな作者？

みやざわ・けんじ（1896～1933）　盛岡高等農林学校卒業後、花巻農学校の教師となる。農業を指導するかたわら、詩や童話を書き、詩集『春と修羅』、童話集『注文の多い料理店』を出版する。代表作に「銀河鉄道の夜」「風の又三郎」など。

みだれ髪《がみ》

抜粋

与謝野晶子《よさのあきこ》

歌うように

夜《よる》の帳《ちょう》にささめき尽《つ》きし星《ほし》の今《いま》を下界《げかい》の人《ひと》の鬢《びん》のほつれよ

その子《こ》二十《はたち》櫛《くし》にながるる黒髪《くろかみ》のおごりの春《はる》のうつくしきかな

細《ほそ》きわがうなじにあまる御手《みて》のべてささへ《え》たまへ《え》な帰《かえ》る夜《よ》の神《かみ》

清水《きよみず》へ祇園《ぎおん》をよぎる桜月夜《さくらづきよ》こよひ《い》逢《あ》ふ《う》人《ひと》みなうつくしき

やは《わ》肌《はだ》のあつき血汐《ちしお》にふれも見《み》でさびしからずや道《みち》を説《と》く君《きみ》

みだれ髪《がみ》を京《きょう》の島田《しまだ》にかへ《え》し朝《あさ》ふしてゐ《い》ませの君《きみ》ゆりおこす

ワンポイントアドバイス

三十一文字の中に込められている、情熱や煩悶や恋心や切なさを感じてみてください。男尊女卑が当たり前だった当時の社会では、センセーショナルに受け止められましたが、今読んでも、いつ読んでも古びないのは、晶子の感性が普遍的なものであったという証拠です。

かかった時間

1回目	秒
2回目	秒
3回目	秒

ゆあみして泉《いずみ》を出《い》でしやは《わ》はだにふるるはつらき人《ひと》の世《よ》のきぬ

このおもひ《い》何《なん》とならむ《ん》のまどひ《い》もちしその昨日《きのう》すらさびしかりし我《わ》れ

春《はる》はただ盃《さかずき》にこそ注《つ》ぐべけれ智慧《ちえ》あり顔《かお》の木蓮《もくれん》や花《はな》

春《はる》みじかし何《なに》に不滅《ふめつ》の命《いのち》ぞとちからある乳《ちち》を手《て》にさぐらせぬ

湯《ゆ》あがりを御風《みかぜ》めすなのわが上衣《うわぎ》ゑ《え》んじむらさき人《ひと》うつくしき

道《みち》を云《い》は《わ》ず後《あと》を思《おも》は《わ》ず名《な》を問《と》は《わ》ずここに恋《こ》ひ《い》恋《こ》ふ《う》君《きみ》と我《われ》と見《み》る

どんな作品？

与謝野晶子の短歌を与謝野鉄幹が編集し、出版した晶子の処女歌集。不倫関係にあった鉄幹との恋愛を赤裸々に謳っており、女性がストレートに恋愛を謳う点で新しい文学とみなされた。

どんな作者？

よさの・あきこ（1878～1942）　10代から短歌をはじめる。与謝野鉄幹との恋を謳った『みだれ髪』で一躍注目され、「君死にたまふこと勿れ」や『源氏物語』の現代語訳を発表。鉄幹と結婚し、12人の子をなした。

名文を味わうよさ

名文は、日本語の語彙が豊富でテンポがよく、イメージが湧きやすいものです。日本語力を身体に刻みこむイメージで、名文を音読してください。

音読は、ただ文章を読み上げることではありません。気持ちを集中させ、緊張感を持ち、脳をフル回転させて読むこと。自分自身の体を、積極的に文章に関わらせる姿勢が求められるのです。

1分で、まちがえずに読みきろうとしたら、そのくらいの気合とエネルギーが必要です。音読を続けていると、文章が自分の体の中に流れ込んでくる感覚になることがあります。文章と一体化する感覚。これぞ、音読の醍醐味です。

本書であげた名文は、日本の文化です。名文を音読することによって、脳の働きが活性化するだけでなく、文化的な時間の過ごし方ができるのです。

大人だからこそわかる名文の味わいを、音読で体験してみてください。

第三章
息をゆったりさせ、朗々と名文を味わう

朗々と

高瀬舟《たかせぶね》

冒頭

森鷗外《もりおうがい》

高瀬舟《たかせぶね》は京都《きょうと》の高瀬川《たかせがわ》を上下《じょうげ》する小舟《こぶね》である。徳川時代《とくがわじだい》に京都《きょうと》の罪人《ざいにん》が遠島《えんとう》を申《もう》し渡《わた》されると、本人《ほんにん》の親類《しんるい》が牢屋敷《ろうやしき》へ呼《よ》び出《だ》されて、そこで暇乞《いとまごい》をすることを許《ゆる》された。それから罪人《ざいにん》は高瀬舟《たかせぶね》に載《の》せられて、大阪《おおさか》へ廻《まわ》されることであった。それを護送《ごそう》するのは、京都町奉行《きょうとまちぶぎょう》の配下《はいか》にいる同心《どうしん》で、この同心《どうしん》は罪人《ざいにん》の親類《しんるい》の中《なか》で、主立《おもだ》った一人《いちにん》を大阪《おおさか》まで同船《どうせん》させることを許《ゆる》す慣例《かんれい》であった。これは上《かみ》へ通《とお》った事《こと》ではないが、いわゆる大目《おおめ》に見《み》るのであった。黙許《もっきょ》であった。

当時《とうじ》遠島《えんとう》を申《もう》し渡《わた》された罪人《ざいにん》は、勿論《もちろん》重《おも》い科《とが》を犯《おか》したものと認《みと》められた人《ひと》ではあるが、決《けっ》して盗《ぬすみ》をするために、人《ひと》を

呼吸法ポイント

生と死をめぐる文章の静謐さを感じて読んでみましょう！

かかった時間

1回目	秒
2回目	秒
3回目	秒

殺《ころ》し火《ひ》を放《はな》ったというような、獰悪《どうあく》な人物《じんぶつ》が多数《たすう》を占《し》めていたわけではない。高瀬舟《たかせぶね》に乗《の》る罪人《ざいにん》の過半《かはん》は、いわゆる心得《こころえ》違《ちがい》のために、想《おも》わぬ科《とが》を犯《おか》した人《ひと》であった。有《あ》り触《ふ》れた例《れい》を挙《あ》げて見《み》れば、当時《とうじ》相対死《あいたいし》といった情死《じょうし》を謀《はか》って、相手《あいて》の女《おんな》を殺《ころ》して、自分《じぶん》だけ活《い》き残《のこ》った男《おとこ》というような類《たぐい》である。

そういう罪人《ざいにん》を載《の》せて、入相《いりあい》の鐘《かね》の鳴《な》る頃《ころ》に漕《こ》ぎ出《だ》された高瀬舟《たかせぶね》は、黒《くろ》ずんだ京都《きょうと》の町《まち》の家々《いえいえ》を両岸《りょうがん》に見《み》つつ、東《ひがし》へ走《はし》って、加茂川《かもがわ》を横《よこ》ぎって下《くだ》るのであった。この舟《ふね》の中《なか》で、罪《ざい》人《にん》とその親類《しんるい》の者《もの》とは夜《よ》どおし身《み》の上《うえ》を語《かた》り合《あ》う。いつもいつも悔《く》やんでも還《かえ》らぬ繰言《くりごと》である。

ワンポイントアドバイス

文語体で書かれたものが多い鷗外の作品の中でも、比較的読みやすい作品です。自殺ほう助と安楽死、その是非という、現代にも通ずる問題をはらんでいます。年齢を重ねた方ほどより身近なテーマとして読めるので、機会があれば全文を読んでみてください。

朗々と

高瀬舟《たかせぶね》

ラスト

森鷗外《もりおうがい》

庄兵衛《しょうべえ》はその場《ば》の様子《ようす》を目《ま》のあたり見《み》るような思《おも》いをして聞《き》いていたが、これが果《はた》して弟殺《おとうとごろ》しというものだろうか、人殺《ひとごろ》しというものだろうかという疑《うたがい》が、話《はなし》を半分《はんぶん》聞《き》いた時《とき》から起《おこ》って来《き》て、聞《き》いてしまっても、その疑《うたがい》を解《と》くことが出来《でき》なかった。弟《おとうと》は剃刀《かみそり》を抜《ぬ》いてくれたら死《し》なれるだろうから、抜《ぬ》いてくれといった。それを抜《ぬ》いて遣《や》って死《し》なせたのだ、殺《ころ》したのだとはいわれる。しかしそのままにしておいても、どうせ死《し》ななくてはならぬ弟《おとうと》であったらしい。それが早《はや》く死《し》にたいといったのは、苦《くる》しさに耐《た》えなかったからである。喜助《きすけ》はその苦《く》を見《み》ているに忍《しの》びなかった。苦《く》から救《すく》って遣《や》ろうと思《おも》って命《いのち》を

かかった時間

1回目	秒
2回目	秒
3回目	秒

どんな作者？

もり・おうがい（1862〜1922）　東大医学部卒業後、陸軍軍医となりドイツに留学。帰国後「舞姫」を発表。軍医として日清・日露戦争に従軍し、その後雑誌『スバル』を創刊。「青年」「雁」などを執筆し、明治天皇と乃木希典の死後は歴史小説に取り組み、「阿部一族」「大塩平八郎」などを発表。

絶《た》った。それが罪《つみ》であろうか。殺《ころ》したのは罪《つみ》に相違《そうい》ない。しかしそれが苦《く》から救《すく》うためであったと思《おも》うと、そこに疑が生《しょう》じて、どうしても解《と》けぬのである。

庄兵衛《しょうべえ》の心《こころ》の中《なか》には、いろいろに考《かんが》えて見《み》た末《すえ》に、自分《じぶん》より上《うえ》のものの判断《はんだん》に任《まか》す外《ほか》ないという念《ねん》、オオトリテエに従《したが》う外《ほか》ないという念《ねん》が生《しょう》じた。庄兵衛《しょうべえ》はお奉行様《ぶぎょうさま》の判断《はんだん》を、そのまま自分《じぶん》の判断《はんだん》にしようと思《おも》ったのである。そうは思《おも》っても、庄兵衛《しょうべえ》はまだどこやらに腑《ふ》に落《お》ちぬものが残《のこ》っているので、なんだかお奉行様《ぶぎょうさま》に聞《き》いて見《み》たくてならなかった。

次第《しだい》に更《ふ》けて行《ゆ》く朧夜《おぼろよ》に、沈黙《ちんもく》の人《ひと》二人《ふたり》を載《の》せた高瀬舟《たかせぶね》は、黒《くろ》い水《みず》の面《おもて》をすべって行《い》った。

どんな作品？

江戸時代の『翁草《おきなぐさ》』という随筆をもとにした物語。自殺に失敗して苦しむ弟を殺した罪で、島流しとなった喜助《きすけ》。護送する庄兵衛《しょうべえ》は喜助の話を聞き、喜助の罪について考える。安楽死の是非を問う作品で、医師である鷗外ならでは。

朗々と

山《さん》月《げつ》記《き》

冒頭

中《なか》島《じま》敦《あつし》

隴《ろう》西《さい》の李《り》徴《ちょう》は博《はく》学《がく》才《さい》穎《えい》、天《てん》宝《ぽう》の末《まつ》年《ねん》、若《わか》くして名《な》を虎《こ》榜《ぼう》に連《つら》ね、ついで江《こう》南《なん》尉《い》に補《ほ》せられたが、性《せい》、狷《けん》介《かい》、自《みずか》ら恃《たの》む所《ところ》すこぶる厚《あつ》く、賤《せん》吏《り》に甘《あま》んずるを潔《いさぎよ》しとしなかった。いくばくもなく官《かん》を退《しりぞ》いた後《あと》は、故《こ》山《ざん》、虢《かく》略《りゃく》に帰《き》臥《が》し、人《ひと》と交《まじわり》を絶《た》って、ひたすら詩《し》作《さく》に耽《ふけ》った。下《か》吏《り》となって長《なが》く膝《ひざ》を俗《ぞく》悪《あく》な大《たい》官《かん》の前《まえ》に屈《くっ》するよりは、詩《し》家《か》としての名《な》を死《し》後《ご》百《ひゃく》年《ねん》に遺《のこ》そうとしたのである。しかし、文《ぶん》名《めい》は容《よう》易《い》に揚《あが》らず、生《せい》活《かつ》は日《ひ》を逐《お》うて苦《くる》しくなる。李《り》徴《ちょう》はようやく焦《しょう》燥《そう》に駆《か》られて来《き》た。この頃《ころ》

かかった時間

1回目	秒
2回目	秒
3回目	秒

呼吸法ポイント

漢文の荘厳な文体を流暢に読む練習をしましょう！

からその容貌《ようぼう》も峭刻《しょうこく》となり、肉落《にくお》ち骨秀《ほねひい》で、眼光《がんこう》のみ徒《いたず》らに炯々《けいけい》として、かつて進士《しんし》に登第《とうだい》した頃《ころ》の豊頬《ほうきょう》の美《び》少年《しょうねん》の俤《おもかげ》は、何処《どこ》に求《もと》めようもない。数年《すうねん》の後《のち》、貧窮《ひんきゅう》に堪《た》えず、妻子《さいし》の衣食《いしょく》のために遂《つい》に節《せつ》を屈《くっ》して、再《ふたた》び東《ひがし》へ赴《おもむ》き、一地方官吏《いちちほうかんり》の職《しょく》を奉《ほう》ずることになった。一方《いっぽう》、これは、己《おのれ》の詩業《しぎょう》に半《なか》ば絶望《ぜつぼう》したためでもある。かつての同輩《どうはい》は既《すで》に遥《はる》か高位《こうい》に進《すす》み、彼《かれ》が昔《むかし》、鈍物《どんぶつ》として歯《し》牙《が》にもかけなかったその連中《れんちゅう》の下命《かめい》を拝《はい》さねばならぬことが、往年《おうねん》の儁才《しゅんさい》李徴《りちょう》の自尊心《じそんしん》を如何《いか》に傷《きず》つけたかは、想像《そうぞう》にかたくない。

ワンポイントアドバイス

美しい漢文調で書かれた中島敦の作品の音読は、大人の方たちにとても人気があります。ラストの場面の「己」「虎」は、李徴です。これまでの人生を顧みて後悔し、「堪え得ざるが如き悲泣の声」を上げる李徴。自業自得では片付けられない哀切の情が胸を打ちます。

朗々と

山《さん》月《げつ》記《き》

ラスト

中島《なかじま》敦《あつし》

本当《ほんとう》は、まず、この事《こと》の方《ほう》を先《さき》にお願《ねが》いすべきだったのだ、己《おれ》が人間《にんげん》だったなら。飢《う》え凍《こご》えようとする妻子《さいし》のことよりも、己《おのれ》の乏《とぼ》しい詩業《しぎょう》の方《ほう》を気《き》にかけているような男《おとこ》だから、こんな獣《けもの》に身《み》を堕《おと》すのだ。

　そうして、附加《つけくわ》えて言《い》うことに、袁傪《えんさん》が嶺南《れいなん》からの帰途《きと》には決《けっ》してこの途《みち》を通《とお》らないで欲《ほ》しい、その時《とき》には自分《じぶん》が酔《よ》っていて故人《とも》を認《みと》めずに襲《おそ》いかかるかも知《し》れないから。また、今《いま》別《わか》れてから、前方百歩《ぜんぽうひゃっぽ》の所《ところ》にある、あの丘《おか》に上《のぼ》ったら、此方《こちら》を振《ふ》りかえって見《み》てもらいたい。自分《じぶん》は今《いま》の姿《すがた》をもう一度《いちど》お目《め》に掛《か》けよう。勇《ゆう》に誇《ほこ》ろうとしてではない。我《わ》が醜悪《しゅうあく》な姿《すがた》を

どんな作者？

なかじま・あつし（1909〜1942）　中国文学に造詣の深い家に育ち、中国の古典などを題材とした作品が多い。喘息の持病を持ち、療養のためにパラオ南洋庁に勤めるが、体調が悪化し帰国。33歳で夭折。「山月記」は生前に発表されたが、多くは遺作として発表され、死後に評価が高まった。

かかった時間

1回目	秒
2回目	秒
3回目	秒

示《しめ》して、以《もっ》て、再《ふたた》び此処《ここ》を過《す》ぎて自分《じぶん》に会《あ》おうとの気持《きもち》を君《きみ》に起《おこ》させないためであると。

袁傪《えんさん》は叢《くさむら》に向《むか》って、懇《ねんご》ろに別《わか》れの言葉《ことば》を述《の》べ、馬《うま》に上《のぼ》った。叢《くさむら》の中《なか》からは、また、堪《た》え得《え》ざるが如《ごと》き悲泣《ひきゅう》の声《こえ》が洩《も》れた。袁傪《えんさん》も幾度《いくど》か叢《くさむら》を振返《ふりかえ》りながら、涙《なみだ》の中《うち》に出発《しゅっぱつ》した。

一行《いっこう》が丘《おか》の上《うえ》についた時《とき》、彼《かれ》らは、言《い》われた通《とお》りに振返《ふりかえ》って、先《さき》ほどの林間《りんかん》の草地《くさち》を眺《なが》めた。たちまち、一匹《いっぴき》の虎《とら》が草《くさ》の茂《しげ》みから道《みち》の上《うえ》に躍《おど》り出《で》たのを彼《かれ》らは見《み》た。虎《とら》は、既《すで》に白《しろ》く光《ひかり》を失《うしな》った月《つき》を仰《あお》いで、二声《ふたこえ》三声《みこえ》咆哮《ほうこう》したかと思《おも》うと、また、元《もと》の叢《くさむら》に躍《おど》り入《い》って、再《ふたた》びその姿《すがた》を見《み》なかった。

どんな作品？

若くして科挙に合格した李徴は、プライドが高いために一介の役人であることに納得せず、詩人を目指す。しかし詩作活動はうまくいかず、地方の役人になるが発狂して虎に姿を変える。友人の袁傪に見られ、その経緯を語った李徴は、叢の中に姿を消す。

朗々と

李陵《りりょう》

冒頭

中島敦《なかじまあつし》

漢《かん》の武帝《ぶてい》の天漢《てんかん》二年《にねん》秋《あき》九月《くがつ》、騎都尉《きとい》・李陵《りりょう》は歩卒《ほそつ》五千《ごせん》を率《ひき》い、辺塞遮虜鄣《へんさいしゃりょしょう》を発《はっ》して北《きた》へ向《む》かった。阿爾《アル》泰山脈《タイさんみゃく》の東南端《とうなんたん》が戈壁沙漠《ゴビさばく》に没《ぼっ》せんとする辺《あたり》の磽确《こうかく》たる丘陵地帯《きゅうりょうちたい》を縫《ぬ》って北行《ほっこう》すること三十日《さんじゅうにち》。朔風《さくふう》は戎衣《じゅうい》を吹《ふ》いて寒《さむ》く、如何《いか》にも万里孤軍来《ばんりこぐんきた》るの感《かん》が深《ふか》い。漠北《ばくほく》・浚稽山《しゅんけいざん》の麓《ふもと》に至《いた》って軍《ぐん》はようやく止営《しえい》した。既《すで》に敵匈奴《てききょうど》の勢力圏《せいりょくけん》に深《ふか》く進《すす》み入《い》っているのである。秋《あき》とはいっても北地《ほくち》のこととて、苜蓿《うまごやし》も枯《か》れ、楡《にれ》や檉《かわ》

呼吸法ポイント

時代と社会に翻弄された李陵の哀切を読み取りましょう！

かかった時間

1回目	秒
2回目	秒
3回目	秒

柳《やなぎ》の葉《は》ももはや落《お》ちつくしている。木《こ》の葉《は》どころか、木《き》そのものさえ（宿営地《しゅくえいち》の近傍《きんぼう》を除《のぞ》いては）、容易《ようい》に見《み》つからないほどの・ただ沙《すな》と岩《いわ》と磧《かわら》と、水《みず》の無《な》い河床《かわどこ》との荒涼《こうりょう》たる風景《ふうけい》であった。極目人煙《きょくもくじんえん》を見《み》ず、稀《まれ》に訪《おとず》れるものとては曠野《こうや》に水《みず》を求《もと》める羚羊《かもしか》ぐらいのものである。突兀《とつこつ》と秋空《あきぞら》を劃《くぎ》る遠山《えんざん》の上《うえ》を高《たか》く雁《かり》の列《れつ》が南《みなみ》へ急《いそ》ぐのを見《み》ても、しかし、将卒一同《しょうそついちどう》誰《だれ》一人《ひとり》として甘《あま》い懐郷《かいきょう》の情《じょう》などに唆《そそ》られるものはない。それほどに、彼《かれ》らの位置《いち》は危険《きけん》極《きわ》まるものだったのである。

ワンポイントアドバイス

捕虜にされた敵の懐に入った李陵、捕虜となっても考えを変えない蘇《そ》武《ぶ》、帝《みかど》に刃向《はむ》かったことで刑に処され、歴史書を書くことに没頭する司馬遷。混乱の時代の中で三者三様の生き方が対照的に描かれています。譲れないものは何かを、考えさせられる物語です。

朗々と

李《り》陵《りょう》

ラスト

中《なか》島《じま》敦《あつし》

武《ぶ》帝《てい》の崩《ほう》御《ぎょ》も昭《しょう》帝《てい》の即《そく》位《い》もかつてのさきの太《たい》史《し》令《れい》司《し》馬《ば》遷《せん》の脱《ぬけ》殻《がら》にとってはもはや何《なん》の意《い》味《み》ももたないように見《み》えた。

前《まえ》に述《の》べた任《じん》立《りっ》政《せい》らが胡《こ》地《ち》に李《り》陵《りょう》を訪《たず》ねて、再《ふた》び都《みやこ》に戻《もど》って来《き》た頃《ころ》は、司《し》馬《ば》遷《せん》は既《すで》にこの世《よ》に亡《な》かった。

蘇《そ》武《ぶ》と別《わか》れた後《あと》の李《り》陵《りょう》については、何《なに》一《ひと》つ正《せい》確《かく》な記《き》録《ろく》は残《のこ》されていない。元《げん》平《ぺい》元《がん》年《ねん》に胡《こ》地《ち》で死《し》んだということの外《ほか》は。

どんな作者？

なかじま・あつし（1909〜1942）　中国文学に造詣の深い家に育ち、中国の古典などを題材とした作品が多い。喘息の持病を持ち、療養のためにパラオ南洋庁に勤めるが、体調が悪化し帰国。33歳で夭折。「山月記」は生前に発表されたが、多くは遺作として発表され、死後に評価が高まった。

かかった時間

1回目	秒
2回目	秒
3回目	秒

既《すで》に早《はや》く、彼《かれ》と親《した》しかった狐鹿姑単于《ころくこぜんう》は死《し》に、その子壺衍鞮単于《ここえんていぜんう》の代《たい》となっていたが、その即位《そくい》にからんで左賢王《さけんおう》、右谷蠡王《うろくりおう》の内紛《ないふん》があり、閼氏《えんし》や衛律《えいりつ》らと対抗《たいこう》して李陵《りりょう》も心《こころ》ならずもその紛争《ふんそう》にまきこまれたろうことは想像《そうぞう》に難《かた》くない。

漢書《かんじょ》の匈奴伝《きょうどでん》には、その後《ご》、李陵《りりょう》の胡地《こち》で儲《もう》けた子《こ》が烏籍都尉《うせきとい》を立《た》てて単于《ぜんう》とし、呼韓邪単于《こかんやぜんう》に対抗《たいこう》してついに失敗《しっぱい》した旨《むね》が記《しる》されている。宣帝《せんてい》の五鳳二年《ごほうにねん》のことだから、李陵《りりょう》が死《し》んでからちょうど十八年目《じゅうはちねんめ》にあたる。李陵《りりょう》の子《こ》とあるだけで、名前《なまえ》は記《しる》されていない。

どんな作品？

漢の李陵は匈奴《きょうど》を攻《せ》めるが、負けて捕虜になってしまう。仲間にはめられた李陵は漢で罪人とされ、家族が刑罰を受ける。それに反対した司馬遷《しばせん》は咎《とが》められ、歴史書の執筆に没頭するようになる。漢の武帝が死去し、李陵は漢に帰るよう勧められるが断った。

朗々と

名人伝《めいじんでん》

冒頭

中島敦《なかじまあつし》

趙《ちょう》の邯鄲《かんたん》の都《みやこ》に住《す》む紀昌《きしょう》という男《おとこ》が、天下第一《てんかだいいち》の弓《ゆみ》の名人《めいじん》になろうと志《こころざし》を立《た》てた。己《おのれ》の師《し》と頼《たの》むべき人物《じんぶつ》を物《ぶっ》色《しょく》するに、当今《とうこん》弓矢《ゆみや》をとっては、名手《めいしゅ》・飛衛《ひえい》に及《およ》ぶ者《もの》があろうとは思《おも》われぬ。百歩《ひゃっぽ》を隔《へだ》てて柳葉《りゅうよう》を射《い》るに百発百中《ひゃっぱつひゃくちゅう》するという達人《たつじん》だそうである。紀昌《きしょう》は遥々《はるばる》飛衛《ひえい》をたずねてその門《もん》に入《はい》った。

飛衛《ひえい》は新入《しんいり》の門人《もんじん》に、まず瞬《まばた》きせざることを学《まな》べと命《めい》じた。紀昌《きしょう》は家《いえ》に帰《かえ》り、妻《つま》の機織台《はたおりだい》の下《した》に潜《もぐ》り込《こ》んで、其処《そこ》に仰向《あおむ》けにひっくり返《かえ》った。眼《め》とすれすれに機躡《まねき》が忙《いそが》

呼吸法ポイント

中島敦の文章の中では比較的読みやすい作品。話の筋も追ってみましょう！

かかった時間	
1回目	秒
2回目	秒
3回目	秒

しく上下《じょうげ》往来《おうらい》するのをじっと瞬《まばた》かずに見詰《みつ》めていようという工夫《くふう》である。理由《りゆう》を知《し》らない妻《つま》は大《おお》いに驚《おどろ》いた。第一《だいいち》、妙《みょう》な姿勢《しせい》を妙《みょう》な角度《かくど》から良人《おっと》に覗《のぞ》かれては困《こま》るという。厭《いや》がる妻《つま》を紀昌《きしょう》は叱《しか》りつけて、無理《むり》に機《はた》を織《お》り続《つづ》けさせた。来《く》る日《ひ》も来《く》る日《ひ》も彼《かれ》はこの可笑《おか》しな恰好《かっこう》で、瞬《まばた》きせざる修練《しゅうれん》を重《かさ》ねる。二年《にねん》の後《のち》には、遽《あわた》だしく往返《おうへん》する牽挺《まねき》が睫毛《まつげ》を掠《かす》めても、絶《た》えて瞬《まばた》くことがなくなった。彼《かれ》はようやく機《はた》の下《した》から匍出《はいだ》す。もはや、鋭利《えいり》な錐《きり》の先《さき》を以《もっ》て瞼《まぶた》を突《つ》かれても、まばたきをせぬまでになっていた。

ワンポイントアドバイス

中島敦作品の中でも、現代日本語の言葉に近いもの。物語の展開も早く、おもしろく読める作品です。弓を極めた結果、自分と弓が一体化して弓そのものになってしまい、弓の存在を意識しなくなるというのは、寓《ぐう》話《わ》としてもユニークです。

朗々と

名《めい》人《じん》伝《でん》

ラスト

中島《なかじま》敦《あつし》

　或《ある》日《ひ》老《お》いたる紀昌《きしょう》が知人《ちじん》の許《もと》に招《まね》かれて行《い》ったところ、その家《いえ》で一《ひと》つの器具《きぐ》を見《み》た。確《たし》かに見憶《みおぼ》えのある道具《どうぐ》だが、どうしてもその名前《なまえ》が思出《おもいだ》せぬし、その用途《ようと》も思《おも》い当《あた》らない。老人《ろうじん》はその家《いえ》の主人《しゅじん》に尋《たず》ねた。それは何《なん》と呼《よ》ぶ品物《しなもの》で、また何《なに》に用《もち》いるのかと。主人《しゅじん》は、客《きゃく》が冗談《じょうだん》を言《い》っているとのみ思《おも》って、ニヤリととぼけた笑《わら》い方《かた》をした。老紀昌《ろうきしょう》は真《しん》剣《けん》になって再《ふたた》び尋《たず》ねる。それでも相手《あいて》は曖昧《あいまい》な笑《えみ》を浮《うか》べて、客《きゃく》の心《こころ》をはかりかねた様子《ようす》である。三度《みたび》紀昌《きしょう》が真面目《まじめ》な顔《かお》をして同《おな》じ問《とい》を繰返《くりかえ》した時《とき》、始《はじ》めて主人《しゅじん》の顔《かお》に驚愕《きょうがく》の

かかった時間	
1回目	秒
2回目	秒
3回目	秒

どんな作者？

なかじま・あつし（1909～1942）　中国文学に造詣の深い家に育ち、中国の古典などを題材とした作品が多い。喘息の持病を持ち、療養のためにパラオ南洋庁に勤めるが、体調が悪化し帰国。33歳で夭折。「山月記」は生前に発表されたが、多くは遺作として発表され、死後に評価が高まった。

色《いろ》が現《あらわ》れた。彼《かれ》は客《きゃく》の眼《め》を凝乎《じっ》と見詰《みつ》める。相手《あいて》が冗談《じょうだん》を言《い》っているのでもなく、気《き》が狂《くる》っているのでもなく、また自分《じぶん》が聞《き》き違《ちが》えをしているのでもないことを確《たし》かめると、彼《かれ》はほとんど恐怖《きょうふ》に近《ちか》い狼狽《ろうばい》を示《しめ》して、吃《ども》りながら叫《さけ》んだ。

「ああ、夫子《ふうし》が、――古今無双《ここんむそう》の射《しゃ》の名人《めいじん》たる夫子《ふうし》が、弓《ゆみ》を忘《わす》れ果《は》てられたとや？　ああ、弓《ゆみ》という名《な》も、その使《つか》い途《みち》も！」

その後当分《ごとうぶん》の間《あいだ》、邯鄲《かんたん》の都《みやこ》では、画家《がか》は絵筆《えふで》を隠《かく》し、楽人《がくじん》は瑟《しつ》の絃《げん》を断《た》ち、工匠《こうしょう》は規矩《きく》を手《て》にするのを恥《は》じたということである。

どんな作品？

紀昌《きしょう》は弓の名人・飛衛《ひえい》に弟子入りし、自主訓練を経たあと飛衛と対決する。飛衛は次の段階として、霍山《かくざん》の山頂にいる甘蠅《かんたん》に弟子入りするように言う。山から降りた紀昌は、40年後にこの世を去った。死ぬ前には、弓を見てもそれが何かはわからないほど、自身と一体化していたという。

はきはきと

学問《がくもん》のすゝ《す》め

冒頭

福沢諭吉《ふくざわゆきち》

天《てん》は人《ひと》の上《うえ》に人《ひと》を造《つく》らず人《ひと》の下《した》に人《ひと》を造《つく》らずと言《い》えり。されば天《てん》より人《ひと》を生《しょう》ずるには、万人《ばんにん》は万人《ばんにん》皆《みな》同《おな》じ位《くらい》にして、生《うま》れながら貴賤《きせん》上下《じょうげ》の差別《さべつ》なく、万物《ばんぶつ》の霊《れい》たる身《み》と心《こころ》との働《はたら》きをもって天地《てんち》の間《あいだ》にあるよろずの物《もの》を資《と》り、もって衣食住《いしょくじゅう》の用《よう》を達《たっ》し、自由自在《じゆうじざい》、互《たが》いに人《ひと》の妨《さまた》げをなさずして各《おの》〻《おの》安楽《あんらく》にこの世《よ》を渡《わた》らしめ給《たま》うの趣意《しゅい》なり。されども今《いま》広《ひろ》くこの人間《にんげん》世界《せかい》を見渡《みわた》すに、かしこき人《ひと》あり、おろかなる人《ひと》あり、貧《まず》しきもあり、富《と》めるもあり、貴人《きじん》もあり、下人《げにん》もありて、その有様《ありさま》雲《くも》と泥《どろ》との相違《そうい》あ

呼吸法ポイント

諭吉は明治知識人の最高峰のひとり、読めば頭がよくなります!

かかった時間

1回目	秒
2回目	秒
3回目	秒

るに似《に》たるは何《なん》ぞや。その次第甚《しだいはなは》だ明《あき》らかなり。実語教《じつごきょう》に、人学《ひとまな》ばざれば智《ち》なし、智《ち》なき者《もの》は愚人《ぐじん》なりとあり。されば賢人《けんじん》と愚人《ぐじん》との別《べつ》は、学《まな》ぶと学《まな》ばざるとに由《よ》って出来《いでく》るものなり。また世《よ》の中《なか》にむつかしき仕事《しごと》もあり、やすき仕《し》事《ごと》もあり。そのむつかしき仕事《しごと》をする者《もの》を身分重《みぶんおも》き人《ひと》と名《な》づけ、やすき仕事《しごと》をする者《もの》を身分軽《みぶんかる》き人《ひと》という。すべて心《こころ》を用《もち》い心配《しんぱい》する仕事《しごと》はむつかしくして、手足《てあし》を用《もち》いる力役《りきえき》はやすし。故《ゆえ》に、医者《いしゃ》、学者《がくしゃ》、政府《せいふ》の役人《やくにん》、または大《おお》いなる商売《しょうばい》をする町人《ちょうにん》、夥多《あまた》の奉公人《ほうこうにん》を召使《めしつか》う大百姓《おおびゃくしょう》などは、身分重《みぶんおも》くして貴《とうと》き者《もの》というべし。

ワンポイントアドバイス

若いころから海外経験が豊富だった諭吉は、明治になって日本が外国と交流を持つようになるにあたって、日本人として何が必要か、どんな考え方を身につけるべきかを訴えました。その大本になるのが「学ぶこと」。「知」とは何かを諭吉が教えてくれています。

はきはきと

学問《がくもん》のすゝ《す》め

ラスト

福沢諭吉《ふくざわゆきち》

先年《せんねん》宮《みや》の渡《わた》しに同船《どうせん》したる人《ひと》を、今日《こんにち》銀座《ぎんざ》の往来《おうらい》に見掛《みか》けて双方《そうほう》図《はか》らず便利《べんり》を得《う》ることあり。今年《ことし》出入《でいり》の八百屋《やおや》が来年《らいねん》奥州《おうしゅう》街道《かいどう》の旅籠屋《はたごや》にて腹痛《ふくつう》の介抱《かいほう》してくれることもあらん。人類《じんるい》多《おお》しと雖《いえ》ども鬼《おに》にも非《あら》ず蛇《じゃ》にも非《あら》ず、殊更《ことさら》に我《われ》を害《がい》せんとする悪敵《あくてき》はなきものなり。恐《おそ》れ憚《はばか》るところなく、心事《しんじ》を丸出《まるだし》にして颯々《さっさ》と応接《おうせつ》すべし。故《ゆえ》に交《まじ》わりを広《ひろ》くするの要《よう》はこの心事《しんじ》を成《な》る丈《た》け沢山《たくさん》にして、多芸多能《たげいたのう》、一色《いっしょく》に偏《へん》せず、様々《さまざま》の方向《ほうこう》に由《よ》って人《ひと》に接《せっ》するに在《あ》り。或《ある》いは学問《がくもん》をもって接《せっ》し、或《ある》いは商売《しょうばい》に由《よ》って交《まじ》わり、或《ある》いは書画《しょが》の友《とも》あり、或《ある》いは

かかった時間	
1回目	秒
2回目	秒
3回目	秒

どんな作者？

ふくざわ・ゆきち（1835~1901）　下級武士の家に生まれ、蘭学・英学をおさめた後、咸臨丸《かんりんまる》で渡米。慶應義塾を創設し、政治・経済・社会など多岐にわたる思想活動を展開し、明治を代表する啓蒙思想家となる。主な著作に「学問のすゝめ」「文明論之概略《ぶんめいろんのがいりゃく》」「福翁自伝《ふくおうじでん》」など。

碁将棋《ごしょうぎ》の相手《あいて》あり、凡《およ》そ遊冶放蕩《ゆうやほうとう》の悪事《あくじ》に非《あら》ざるより以上《いじょう》の事《こと》なれば、友《とも》を会《かい》するの方便《ほうべん》たらざるものなし。或《ある》いは極《きわ》めて芸能《げいのう》なき者《もの》ならば共《とも》に会食《かいしょく》するもよし、茶《ちゃ》を飲《の》むもよし、なお下《くだ》りて筋骨《きんこつ》の丈夫《じょうぶ》なる者《もの》は腕押《うでお》し、枕引《まくらひ》き、足角力《あしずもう》も一席《いっせき》の興《きょう》として交際《こうさい》の一助《いちじょ》たるべし。腕押《うでお》しと学問《がくもん》とは道《みち》同《おな》じからずして相与《あいとも》に謀《はか》るべからざるようなれども、世界《せかい》の土地《とち》は広《ひろ》く人間《にんげん》の交際《こうさい》は繁多《はんた》にして、三《さん》、五尾《ごび》の鮒《ふな》が井中《せいちゅう》に日月《じつげつ》を消《しょう》するとは少《すこ》しく趣《おもむき》を異《こと》にするものなり。人《ひと》にして人《ひと》を毛嫌《けぎら》いするなかれ。

どんな作品？

人は生きていく上では平等である、しかし、学ぶか学ばないかによってその人生は大いに変わってくる。明治維新という大変革の時、新しい時代を生きる日本人に学問、政治、社会、思想の意義や重要性を説き、どう生きるべきかを提示した。

たけくらべ

冒頭

樋《ひ》口《ぐち》一《いち》葉《よう》

いきおいよく

廻《まわ》れば大門《おおもん》の見返《みかえ》り柳《やなぎ》いと長《なが》けれど、お歯《は》ぐろ溝《どぶ》に燈火《ともしび》うつる三階《さんかい》の騒《さわ》ぎも手《て》に取《と》る如《ごと》く、明《あ》けくれなしの車《くるま》の行来《ゆきき》にはかり知《し》られぬ全盛《ぜんせい》をうらなひて、大音寺前《だいおんじまえ》と名《な》は仏《ほとけ》くさけれど、さりとは陽気《ようき》の町《まち》と住《す》みたる人《ひと》の申《もうし》き、三嶋《みしま》神社《さま》の角《かど》をまがりてよりこれぞと見《み》ゆる大廈《いえ》もなく、かたぶく軒端《のきば》の十軒長屋《じっけんながや》二十軒長《にじっけんなが》や、商《あきな》ひ《い》はかつふつ利《き》かぬ処《ところ》とて半《なかば》さしたる雨戸《あまど》の外《そと》に、

かかった時間

1回目	秒
2回目	秒
3回目	秒

呼吸法ポイント

流れるような一葉独特の文章を味わってみましょう！

あやしき形《なり》に紙《かみ》を切《き》りなして、胡粉《ごふん》ぬりくり彩《さい》色《しき》のある田楽《でんがく》みるやう《よ》、裏《うら》にはりたる串《くし》のさまもを《お》かし、一軒《いっけん》ならず二軒《にけん》ならず、朝日《あさひ》に干《ほ》して夕日《ゆうひ》にしまふ《う》手当《てあて》ことごとしく、一家内《いっかない》これにかかりてそれは何《なん》ぞと問《と》ふ《う》に、知《し》らずや霜月《しもつき》酉《とり》の日例《ひれい》の神社《じんじゃ》に欲深様《よくふかさま》のかつぎ給《たま》ふ《う》これぞ熊手《くまで》の下《した》ごしらへ《え》といふ《う》、

ワンポイントアドバイス

一葉の文章には句点（「。」）がほとんどなく、言葉がリズミカルに連なっているのが特徴。ですので、一気に読む音読に適しています。『たけくらべ』は、思春期の男女の、家のために社会に出なくてはならない悲しさと淡い恋心が、対比的に描かれています。

たけくらべ

ラスト

樋口一葉《ひぐちいちよう》

いきおいよく

人《ひと》は怪《あや》しがりて病ひ《やまい》の故《せい》かと危《あや》ぶむも有《あ》れども母親《ははおや》一《ひと》人《り》ほほ笑《え》みては、今《いま》にお侠《きゃん》の本性《ほんしょう》は現《あらわ》れまする、これは中《なか》休《やす》みと子細《わけ》ありげに言《い》はれて、知《し》らぬ者《もの》には何《なん》の事《こと》とも思《おも》はれず、女《おんな》らしう温順《おとな》しう成《な》つたと褒《ほ》めるもあれば折《せっ》角《かく》の面白《おもしろ》い子《こ》を種《たね》なしにしたと誹《そし》るもあり、表町《おもてまち》は俄《にわか》に火《ひ》の消《き》えしやう淋《さび》しく成《な》りて正太《しょうた》が美音《びおん》も聞《き》く事《こと》まれに、唯《ただ》夜《よ》な夜《よ》なの弓張提燈《ゆみはりぢょうちん》、あれは日《ひ》がけの集《あつ》めとしるく土《ど》手《て》を行《ゆ》く影《かげ》そぞろ寒《さむ》げに、折《おり》ふし供《とも》する三五郎《さんごろう》の声《こえ》のみ何時《いつ》に変《かわ》らず滑稽《おどけ》ては聞《きこ》えぬ。

かかった時間

1回目	秒
2回目	秒
3回目	秒

どんな作者？

ひぐち・いちよう（1872～1896）　12歳で和歌を学びはじめ、14歳で中島歌子の「萩の舎」に入塾。小説や随筆を書くようになり「にごりえ」「たけくらべ」「十三夜」などを発表するが、原稿料では生活が成り立たず、小さな商店を切り盛りしながら作家活動を続ける。肺結核のため24歳で夭折。

龍華寺《りゅうげじ》の信如《しんにょ》が我《わ》が宗《しゅう》の修業《しゅぎょう》の庭《にわ》に立出《たちいず》る風説《うわさ》をも美《み》登利《どり》は絶《た》えて聞《き》かざりき、有《あり》し意地《いじ》をばそのままに封《ふう》じ込《こ》めて、此処《ここ》しばらくの怪《あや》しの現象《さま》に我《わ》れを我《わ》れとも思《おも》はれず、唯何事《ただなにごと》も恥《はず》かしうのみ有《あり》けるに、或《あ》る霜《しも》の朝水《あさすい》仙《せん》の作《つく》り花《ばな》を格子門《こうしもん》の外《そと》よりさし入《い》れ置《お》きし者《もの》の有《あり》けり、誰《た》れの仕業《しわざ》と知《し》るよし無《な》けれど、美登利《みどり》は何《なに》ゆゑ《え》となく懐《なつ》かしき思《おも》ひにて違《ちが》ひ棚《だな》の一輪《いちりん》ざしに入《い》れて淋《さび》しく清《きよ》き姿《すがた》をめでけるが、聞《き》くともなしに伝《つた》へ聞《き》くその明《あ》けの日《ひ》は信如《しんにょ》が何《なに》がしの学林《がくりん》に袖《そで》の色《いろ》かへ《え》ぬべき当日《とうじつ》なりしとぞ。

どんな作品？

明るく活発な美登利《みどり》には遊女の姉がおり、自分もやがて吉原に行くことになるとわかっている。一方、父を僧侶に持つ信如《しんにょ》も、いずれは仏道に入ることが決まっている。意に沿わぬ未来に向かう、思春期の美登利と信如の淡い恋心を描く物語。

にごりえ

冒頭

樋口一葉《ひぐちいちよう》

いきおいよく

おい木《き》村《むら》さん信《しん》さん寄《よ》つてお出《いで》よ、お寄《よ》りといつ《っ》たら寄《よ》つ《っ》ても宜《い》いではないか、又《また》素《す》通《どお》りで二葉《ふたば》やへ行《い》く気《き》だらう《ろ》、押《おし》かけて行《ゆ》つ《っ》て引《ひき》ずつ《っ》て来《く》るからさう《そ》思《おも》ひ《い》な、ほんとにお湯《ぶう》なら帰《かえ》りにきつ《っ》とよつ《っ》ておくれよ、嘘《うそ》つ《っ》吐《つ》きだから何《なに》を言《い》ふ《う》か知《し》れやしないと店《みせ》先《さき》に立《た》つ《っ》て馴《な》染《じみ》らしき突《つっ》かけ下《げ》駄《た》の男《おとこ》をとらへ《え》て小《こ》言《ごと》をいふ《う》やう《よ》な物《もの》の言《い》ひ《い》ぶり、腹《はら》も立《た》たずか言《いい》訳《わけ》しながら後刻《のち》に

呼吸法ポイント

気風のいいお力の口調を再現してみましょう！

かかった時間	
1回目	秒
2回目	秒
3回目	秒

後刻《のち》にと行過《ゆきすぎ》るあとを、一寸《ちょっと》舌打《したうち》しながら見《み》送《おく》つて後《のち》にも無《な》いもんだ来《く》る気《き》もない癖《くせ》に、本《ほん》当《とう》に女房《にょうぼう》もちに成《な》つては仕方《しかた》がないねと店《みせ》に向《むか》つて閾《しきい》をまたぎながら一人言《ひとりごと》をいへ《え》ば、高《たか》ちや《ゃ》ん大分《だいぶ》御述懐《ごじっかい》だね、何《なに》もそんなに案《あん》じるにも及《およ》ぶまい焼棒杭《やけぼっくい》と何《なに》とやら、又《また》よりの戻《もど》る事《こと》もあるよ、心配《しんぱい》しないで呪《まじない》でもして待《ま》つが宜《い》いさと慰《なぐ》さめるやう《よ》な朋輩《ほうばい》の口振《くちぶり》、

ワンポイントアドバイス

冒頭の、お力のテンポのいい江戸言葉は、勢いに乗せて一気に読み通しましょう。ラストは、お力と源七の遺体が町を行くシーン。二人の死は、無理心中なのか合意の上なのか、読者にはわからない不気味さがあり、冒頭の雰囲気との違いを味わってみてください。

いきおいよく

にごりえ

ラスト

樋口一葉《ひぐちいちよう》

あの日《ひ》の夕暮《ゆうぐれ》、お寺《てら》の山《やま》で二人《ふたり》立《たち》ばなしをしてゐ《い》たといふ《う》確《たし》かな証人《しょうにん》もございます、女《おんな》も逆上《のぼせ》てゐ《い》た男《おとこ》の事《こと》なれば義理《ぎり》にせまつ《っ》て遣《や》つ《っ》たので御座《ござ》ろといふ《う》もあり、何《なん》のあの阿魔《あま》が義理《ぎり》はりを知《し》らう《ろ》ぞ湯屋《ゆや》の帰《かえ》りに男《おとこ》に逢《お》ふ《う》たれば、さすがに振《ふり》はなして逃《にげ》る事《こと》もならず、一処《いっしょ》に歩《ある》いて話《はな》しはしてもゐ《い》たらう《ろ》なれど、切《き》られたは後袈裟《うしろげさ》、頬先《ほうさき》のかすり疵《きず》、頸筋《くびすじ》の突疵《つききず》など色々《いろいろ》あれども、たしかに逃《に》げ

どんな作者？

ひぐち・いちよう（1872〜1896）　12歳で和歌を学びはじめ、14歳で中島歌子の「萩の舎」に入塾。小説や随筆を書くようになり「にごりえ」「たけくらべ」「十三夜」などを発表するが、原稿料では生活が成り立たず、小さな商店を切り盛りしながら作家活動を続ける。肺結核のため24歳で夭折。

かかった時間

1回目	秒
2回目	秒
3回目	秒

る処《ところ》を遣《や》られたに相違《そうい》ない、引《ひき》かへ《え》て男《おとこ》は美事《みごと》な切《せっ》腹《ぷく》、蒲団《ふとん》やの時代《じだい》からさのみの男《おとこ》と思《おも》は《わ》なんだがあれこそは死花《しにばな》、ゑ《え》らさ《そ》うに見《み》えたといふ《う》、何《なん》にしろ菊《きく》の井《い》は大損《おおぞん》であら《ろ》う、かの子《こ》には結構《けっこう》な旦那《だんな》がついた筈《はず》、取《とり》にがしては残念《ざんねん》であら《ろ》うと人《ひと》の愁《うれ》ひ《い》を串談《じょうだん》に思《おも》ふ《う》ものもあり、諸説《しょせつ》みだれて取止《とりと》めたる事《こと》なけれど、恨《うらみ》は長《なが》し人魂《ひとだま》か何《なに》かしらず筋《すじ》を引《ひ》く光《ひか》り物《もの》のお寺《てら》の山《やま》といふ《う》小高《こだか》き処《ところ》より、折《おり》ふし飛《と》べるを見《み》し者《もの》ありと伝《つた》へ《え》ぬ。

どんな作品？

酌婦《しゃくふ》として働くお力は、源七と恋仲になるが別れることになり、結城という客と身の上話をするような関係になる。一方、お力を忘れられない源七は妻と別れる。ある日、二つの棺が町を行く。そこには、源七に刺されたお力と切腹した源七の遺体が収められていた。

息を
ゆったりと

源《げん》氏《じ》物《もの》語《がたり》

冒頭

紫《むらさき》式《しき》部《ぶ》

いづ《ず》れのおほ《お》ん時《とき》にか、女御《にょうご》更衣《こうい》あまた侍《さぶら》ひ《い》給《たま》ひ《い》けるなかに、いとやむ《ん》ごとなききは《わ》にはあらぬが、すぐれて時《とき》めき給《たま》ふ《う》、ありけり。

はじめよりわれはと思《おも》ひ《い》あがり給《たま》へ《え》る御《おん》かた〱《がた》、めざましきものにおとしめそねみ給《たま》ふ《う》。同《おな》じほど、それより下臈《げろう》の更衣《こうい》たちは、まして安《やす》からず、あさゆふの宮仕《みやづか》へ《え》につけても、人《ひと》の心《こころ》をのみ動《うご》かし、恨《うら》みを負《お》ふ《う》つもりにやありけむ《ん》、いとあつしくなりゆき、もの心《こころ》ぼそげに里《さと》がちなるを、いよ〱《いよ》あかずあは《わ》れな

呼吸法ポイント

あまりにも有名な冒頭は、ぜひ暗唱してみてください！

かかった時間

1回目	秒
2回目	秒
3回目	秒

るものに思《おぼ》ほして、人《ひと》のそしりをもえはゞ《ば》からせ給《たまわ》はず、世《よ》のためしにもなりぬべき御《おん》もてなしなり。かんだちめ、うへ《え》人《びと》なども、あいなく目《め》をそばめつゝ《つ》、いとまばゆき人《ひと》の御《おん》おぼえなり。もろこしにも、かゝ《か》る事《こと》の起《お》こりにこそ、世《よ》も乱《みだ》れ、あしかりけれ、と、や《よ》う〳〵《よう》、あめのしたにも、あぢ《じ》きな《の》う、人《ひと》のもてなやみぐさになりて、楊貴妃《ようきひ》のためしも、ひきいでつべくなりゆくに、いとはしたなきこと多《おお》かれど、かたじけなき御心《みこころ》ばへ《え》のたぐひ《い》なきを頼《たの》みにてまじらひ《い》給《たま》ふ《う》。

ワンポイントアドバイス

華やかな宮廷の様子を思い浮かべながら読んでみてください。ラストは「とぞ、本にはべめる(と、ものの本には書いてある)」。ここまでの物語はどこかの本にそう書いてあった、というなんとも意味深な終わり方です。

源《げん》氏《じ》物《もの》語《がたり》

ラスト

紫《むらさき》式《しき》部《ぶ》

息を
ゆったりと

所《ところ》につけてを《お》かしき饗応《あるじ》などしたれど、を《お》さなきこゝ《こ》ちは、そこはかとなくあわてたるこゝ《こ》ちして、（小《こ》君《ぎみ》）「わざと奉《たてまつ》れさせ給《たま》へ《え》るしるしに、なにごとをかは聞《き》こえさせむ《ん》とすらむ《ん》。たゞ《だ》一《ひと》言《こと》を宣《のたま》は《わ》せよかし」など言《い》へ《え》ば、（妹尼《いもうとあま》）「げに」など言《い》ひ《い》て、「かくなむ《ん》」と、うつし語《かた》れども、ものも宣《のたま》は《わ》ねば、かひ《い》なくて、（妹尼《いもうとあま》）「たゞ《だ》、かくおぼつかなき御《おん》ありさまを聞《き》こえさせ給《たま》ふ《う》べきなめり。雲《くも》の遥《はる》かに隔《へだ》たらぬ程《ほど》にも侍《はべ》るめるを、山風《やまかぜ》ふくとも、またも必《かなら》ず立《た》ち寄《よ》らせ給《たま》ひ《い》なむ《ん》かし」と言《い》へ《え》ば、すゞ《ず》ろ

かかった時間

1回目	秒
2回目	秒
3回目	秒

どんな作者？

むらさきしきぶ（生没年不詳）　作家、歌人。漢詩人であった父のもとで育ち、夫の死後『源氏物語』を書き始める。その評判を聞きつけた藤原道長の導きで、一条天皇の中宮《ちゅうぐう》　彰《しょう》子《し》に仕えることとなり、彰子に『白氏文集《はくしもんじゅう》』などの進講を行う。『紫式部日記』、歌集『紫式部集』が残っている。

に居《い》暮《く》らさむ《ん》もあやしかるべければ、帰《かえ》りなむ《ん》とす。人《ひと》知《し》れずゆかしき御《おん》ありさまをもえ見《み》えずなりぬるを、おぼつかなく口《くち》を《お》しくて、心《こころ》ゆかずながら参《まい》りぬ。

いつしかと待《ま》ちおは《わ》するに、かくたど〳〵《たど》しくて帰《かえ》り来《き》たれば、すさまじく、なか〳〵《なか》なり、と、思《おぼ》すことさま〴〵《ざま》にて、人《ひと》の隠《かく》しするゑ《え》たるにやあらむ《ん》、と、わが御《み》心《こころ》の思《おも》ひ《い》寄《よ》らぬ隈《くま》なく、落《おと》しおき給《たま》へ《え》りしならひ《い》に、とぞ、本《ほん》にはべめる。

どんな作品？

平安時代の貴族社会における恋愛、家族、政治、文化などを描いた長編物語。全54帖。帝の子として生まれ、臣籍降下《しんせきこうか》した光源氏は、継母・藤壺に恋したのを発端に、次々と女性たちと恋愛を重ねていく。「もののあはれ」がテーマとされている。

枕《まくらの》草《そう》子《し》

冒頭

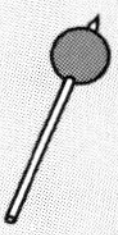

清《せい》少《しょう》納《な》言《ごん》

春《はる》はあけぼの。や《よ》うや《よ》うしろくなり行《ゆ》く、山《やま》ぎは《わ》すこしあかりて、むらさきだちたる雲《くも》のほそくたなびきたる。

夏《なつ》はよる。月《つき》の頃《ころ》はさらなり、やみもなほ《お》、ほたるの多《おお》く飛《と》びちがひ《い》たる。また、ただひとつふたつなど、ほのかにうちひかりて行《ゆ》くもを《お》かし。雨《あめ》など降《ふ》るもを《お》かし。

秋《あき》は夕《ゆう》暮《ぐれ》。夕《ゆう》日《ひ》のさして山《やま》のはいとちか《こ》うなりたる

呼吸法ポイント

冒頭は、四季の風景や温度を思い出しながら読んでみましょう！

かかった時間	
1回目	秒
2回目	秒
3回目	秒

に、からすのねどころへ行《ゆ》くとて、みつよつ、ふたつみつなどとびいそぐさへ《え》あは《わ》れなり。まいて雁《かり》などのつらねたるが、いとちひ《い》さくみゆるはいとを《お》かし。日《ひ》入《い》りはてて、風《かぜ》の音《おと》むしのねなど、はたいふ《う》べきにあらず。

冬《ふゆ》はつとめて。雪《ゆき》の降《ふ》りたるはいふ《う》べきにもあらず、霜《しも》のいとしろきも、またさらでもいと寒《さむ》きに、火《ひ》などいそぎおこして、炭《すみ》もてわたるもいとつきづきし。晝《ひる》になりて、ぬるくゆるびもていけば、火桶《ひおけ》の火《ひ》もしろき灰《はい》がちになりてわろし。

ワンポイントアドバイス

作者が思ったこと、感じたことを書き連ねていくという点で、今でいうブログをイメージしてもらうとわかりやすいでしょう。ブログとはいえ、賢い清少納言のことですから、芸術や美、社会風刺や批判なども織り込んでいて、テーマは多岐にわたっています。

枕草子《まくらのそうし》

ラスト

清少納言《せいしょうなごん》

息を
ゆったりと

宮《みや》の御前《おまえ》に、内《うち》の大臣《おとど》のたてまつり給へ《たまえ》りけるを、「これになにを書《か》かまし。上《うえ》の御前《おまえ》には史記《しき》といふ書《ふみ》をなん書《か》かせ給へ《たまえ》る」などのたまは《わ》せしを、「枕《まくら》にこそは侍《はべ》らめ」と申《もう》ししかば、「さば、得《え》てよ」とて賜《たま》は《わ》せたりしを、あやしきを、こよやなにやと、つきせず多《おお》かる紙《かみ》を、書《か》きつくさんとせしに、いとものおぼえぬ事《こと》ぞ多《おお》かるや。

おほ《お》かたこれは、世《よ》の中《なか》にを《お》かしきこと、人《ひと》のめでたしなど思ふ《おもう》べき、なほ《お》選《え》り出《い》でて、歌《うた》などをも、木《き》・草《くさ》・鳥《とり》・蟲《むし》をも、いひ出《いいだ》したらばこそ、「思ふ《おもう》ほどよりはわろし。心《こころ》見《み》えなり」とそしられめ、ただ心《こころ》ひとつに、おのづ《ず》から

どんな作者？

せいしょうなごん（966頃～1025頃）　歌人・清原元輔の娘。父の影響で漢詩文の才能に長けていた。中宮定子に仕え、彰子に仕えた紫式部と並び称せられた。鋭い感性と幅広い教養に裏打ちされた、迷いのない自由な文章は、1000年経った今でも色あせていない。

かかった時間

1回目	秒
2回目	秒
3回目	秒

思《おも》ふ《う》事《こと》を、たは《わ》ぶれに書《か》きつけたれば、ものに立《た》ちまじり、人《ひと》なみなみなるべき耳《みみ》をも聞《き》くべきものかはと思ひしに、「はづ《ず》かしき」なんどもぞ、見《み》る人《ひと》はし給《たま》ふ《う》なれば、いとあやしう《しゅう》あるや。げに、そもことわり、人《ひと》のにくむをよしといひ《い》、ほむるをもあしといふ《う》人《ひと》は、心《こころ》のほどこそおしはからるれ。ただ、人《ひと》に見《み》えけんぞねたき。

左中将《さちゅうじょう》、まだ伊勢《いせ》の守《かみ》と聞《きこ》えし時《とき》、里《さと》におは《わ》したりに、端《はし》のかたなりし畳《たたみ》さし出《い》でしものは、この草子《そうし》載《の》りて出《い》でにけり。まどひ《い》とり入《い》れしかど、やがて持《も》ておは《わ》して、いとひさしくありてぞ返《かえ》りたりし。それよりありきそめたるなめり。とぞほんに。

どんな作品？

清少納言が、宮廷で経験したことや感じたことを書いた随筆。「にくきもの」や「めでたきもの」など、各テーマについて活き活きと書かれていて、平安時代の風俗や文化について幅広く見通すことができる記録文学でもある。

更《さら》級《しな》日《にっ》記《き》

冒頭

菅《すが》原《わらの》孝《たか》標女《すえのむすめ》

息をゆったりと

あづ《ず》まぢ《じ》の道《みち》のはてよりも、なほ《お》奥《おく》つかたに生《お》ひ《い》出《い》でたる人《ひと》、いかばかりかはあやしかりけむ《ん》を、いかに思《おも》ひ《い》はじめける事《こと》にか、世《よ》の中《なか》に物《もの》語《がたり》といふ《う》物《もの》のあんなるを、いかで見《み》ばやと思《おも》ひ《い》つつ、つれづれなる昼《ひる》間《ま》・宵《よい》居《い》などに、姉《あね》・まま母《はは》などや《よ》うの人《ひと》々《びと》の、その物《もの》語《がたり》・かの物《もの》語《がたり》・光《ひかる》源《げん》氏《じ》のあるや《よ》うなど、ところどころ語《かた》るを聞《き》くに、いとどゆかしさまされど、わが思《おも》ふ《う》ままに、

かかった時間

1回目	秒
2回目	秒
3回目	秒

呼吸法ポイント

一生懸命に生きた女性の人生に思いをはせながら読んでみましょう!

そらにいかでかおぼえ語《かた》らむ《ん》。いみじく心《こころ》もとなきままに、等身《とうしん》に薬師仏《やくしほとけ》をつくりて、手あらひ《い》などして、人《ひと》まにみそかに入《い》りつつ、

「京《きょう》にとくあげ給《たま》ひ《い》て、物語《ものがたり》の多《おお》く候《さぶら》ふ《う》なる、あるかぎり見《み》せ給《たま》へ《え》」

と、身《み》をすてて額《ぬか》をつき祈《いの》り申《もう》すほどに、十三《じゅうさん》になる年《とし》、のぼらむ《ん》とて、九月《ながつき》三日《みっか》かどでして、いまたちといふ《う》所《ところ》にうつる。

ワンポイントアドバイス

平安時代の『女の一生』。つらく悲しいことがあっても、そんな自分を客観的に描写し、決してひとりよがりにならない感性豊かな文学作品に仕上がっています。文学少女が、酸いも甘いもかみわけた女性になる過程には、今も共感できるところがあるでしょう。

更《さら》級《しな》日《にっ》記《き》

ラスト

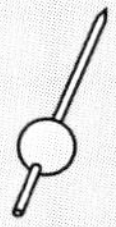

菅《すが》原《わらの》孝《たか》標《すえの》女《むすめ》

息を
ゆったりと

いと暗《くら》い夜《よる》、六郎《ろくろう》にあたる甥《おい》の来《き》たるに、珍《めず》らしう《しゅう》おぼえて、

月《つき》もいでて闇《やみ》にくれたる姨捨《おばすて》になにとて今宵《こよい》たづ《ず》ね来《き》つらむ《ん》

とぞ言《い》は《わ》れにける。

ねむ《ん》ごろに語《かた》らふ《う》人《ひと》の、かう《こ》て後《のち》、おとづ《ず》れぬに、

いまは世《よ》にあらじ物《もの》とや思《おも》ふ《う》らむ《ん》あは《わ》れ泣《な》く泣《な》く猶《なお》こそはふれ

十月《とつき》ばかり、月《つき》のいみじう《じゅう》あかきを、泣《な》く泣《な》くながめて、

ひまもなき涙《なみだ》にくもる心《こころ》にもあかしと見《み》ゆる月《つき》の影《かげ》

かかった時間

1回目	秒
2回目	秒
3回目	秒

どんな作者？

すがわらのたかすえのむすめ（1008～没年不詳）　父・菅原孝標は菅原道真の玄孫、母は『蜻蛉日記』の作者・藤原道綱母の妹にあたる。老父母に仕えるなどして30歳を過ぎて祐子内親王に出仕し、後に橘俊通と結婚したが死別。代表作『更級日記』のほか、『夜の寝覚』『浜松中納言物語』の作者ともいわれている。

かな

年月《としつき》は過《す》ぎ変《かわ》りゆけど、夢《ゆめ》のやう《よ》なりし程《ほど》を思ひ《い》いづ《ず》れば、心地《ここち》もまどひ《い》、目《め》もかきくらすやう《よ》なれば、その程《ほど》の事《こと》は、まださだかにもおぼえず。人々《ひとびと》はみな、外《ほか》に住《す》みあかれて、故郷《ふるさと》に一人《ひとり》、いみじう《じゅう》心《こころ》ぼそく悲《かな》しくて、眺《なが》めあかしわびて、久《ひさ》しう《しゅう》おとづれ《ず》ぬ人《ひと》に、

茂《しげ》りゆく蓬《よもぎ》が露《つゆ》にそぼちつつ人《ひと》にとは《わ》れぬ音《ね》をのみぞ
泣《な》く

尼《あま》なる人《ひと》なり。

世《よ》の常《つね》の宿《やど》の蓬《よもぎ》を思《おも》ひ《い》やれそむきはてたる庭《にわ》の草《くさ》むら

どんな作品？

任国・上総から帰京する父との旅の話から、夫・橘俊通と死別するまでの約40年間の回想。『源氏物語』を愛読していた少女時代、家族との別れ、結婚、宮仕え、夫との死別など、平安時代の女性の人生を知ることのできる貴重な日記文学。

平《へい》家《け》物《もの》語《がたり》

冒頭

不詳《ふしょう》

息をテンポよく

祇《ぎ》園《おん》精《しょう》舎《じゃ》の鐘《かね》の声《こえ》、諸《しょ》行《ぎょう》無《む》常《じょう》の響《ひびき》あり。娑《しゃ》羅《ら》双《そう》樹《じゅ》の花《はな》の色《いろ》、盛《じょう》者《しゃ》必《ひっ》衰《すい》のことわりをあらは《わ》す。奢《おご》れる人《ひと》も久《ひさ》しからず、唯《ただ》春《はる》の夜《よ》の夢《ゆめ》のごとし。たけき者《もの》も遂《つい》にはほろびぬ、偏《ひとえ》に風《かぜ》の前《まえ》の塵《ちり》に同《おな》じ。遠《とお》く異《い》朝《ちょう》をとぶらへ《え》ば、秦《しん》の趙《ちょう》高《こう》・漢《かん》の王《おう》莽《もう》・梁《りょう》の周《しゅう》伊《い》・唐《とう》の禄《ろく》山《さん》、是《これ》等《ら》は皆《みな》旧《きゅう》主《しゅ》先《せん》皇《こう》の政《まつりごと》にも従《したが》は《わ》ず、楽《たのし》みをきは《わ》め、諫《いさめ》をも思《おも》ひ《い》いれず、天《てん》下《か》の乱《みだ》れむ《ん》事《こと》をさとらずし

呼吸法ポイント

冒頭を暗唱する際には、漢字とその意味もしっかりおさえておきましょう！

かかった時間

1回目	秒
2回目	秒
3回目	秒

て、民間《みんかん》の愁《うれう》る所《ところ》を知《し》らざッしかば、久《ひさ》しからずして、亡《ぼう》じにし者《もの》ども也《なり》。近《ちか》く本朝《ほんちょう》をうかゞ《が》ふに、承平《しょうへい》の将門《まさかど》・天慶《てんきょう》の純友《すみとも》・康和《こうわ》の義親《ぎしん》・平治《へいじ》の信頼《のぶより》、此等《これら》は奢《おご》れる心《こころ》もたけき事《こと》も、皆《みな》とり〲《どり》にこそありしかども、まぢかくは六《ろく》波羅《はら》の入道《にゅうどう》前太政大臣《さきのだいじょうだいじん》平朝臣《たいらのあっそん》清盛《きよもり》公《こう》と申《もうし》し人《ひと》のありさま、伝《つたえ》うけ給《たまわ》るこそ、心《こころ》も詞《ことば》も及《およ》ばれね。

ワンポイントアドバイス

有名な冒頭は、七五調のリズムで格調高い文章になっています。この冒頭も、暗唱してみるといいでしょう。物事は常に移り変わっていてはかないものであるという無常観が全体を貫いていて、人生経験豊富な大人にこそ読んでもらいたい作品です。

息を
テンポよく

平《へい》家《け》物《もの》語《がたり》

ラスト

不詳《ふしょう》

かくて年月《としつき》を過《す》ごさせたまふ《う》程《ほど》に、女院《にょいん》御《み》心《ここ》ち例《れい》ならずわたらせ給《たま》ひ《い》しかば、中尊《ちゅうぞん》の御手《みて》の五色《ごしき》の糸《いと》をひかへ《え》ゝ《つ》、「南《な》無《む》西《さい》方《ほう》極《ごく》楽《らく》世《せ》界《かい》、教《きょう》主《しゅ》弥《み》陀《だ》如来《にょらい》、かならず引摂《いんじょう》し給《たま》へ《え》」とて、御念仏《おねんぶつ》ありしかば、大《だい》納《な》言《ごん》佐《のすけ》の局《つぼね》、阿《あ》波《わの》内《ない》侍《し》左《そ》右《う》に候《さぶらい》て、いまをかぎりのかなしさに、こゑ《え》もを《お》しまずなきさけぶ。御念仏《おねんぶつ》のこゑ《え》、やう《よ》〳〵《よう》よわらせまし〳〵《まし》ければ、西《にし》に紫《し》雲《うん》たなびき、異《い》香《きょう》室《しつ》にみち、音《おん》楽《がく》そらに聞《きこ》

かかった時間	
1回目	秒
2回目	秒
3回目	秒

ゆ。かぎりある御事《おんこと》なれば、建久《けんきゅう》二年《にねん》きさらぎの中旬《ちゅうじゅん》に、一期《いちご》遂《つい》にを《お》は《わ》らせ給《たま》ひぬ。きさいの宮《みや》の御《み》位《くらい》より、かた時《とき》もはなれまゐ《い》らせずして候《さぶら》は《わ》れ給《たまい》しかば、御臨終《ごりんじゅう》の御時《おんとき》、別路《わかれじ》にまよひ《い》しも、やるかたなくぞおぼえける。此女房達《このにょうぼうたち》は、むかしの草《くさ》のゆかりもかれはてて、よるかたもなき身《み》なれ共《ども》、を《お》り〳〵《おり》の御仏事《おんぶつじ》営《いとなみ》給《たま》ふ《う》ぞあは《わ》れなる。遂《つい》に彼《かの》人々《ひとびと》は竜女《りゅうにょ》が正覚《しょうがく》の跡《あと》を追《お》ひ《い》、韋提希夫人《いだいけぶにん》の如《ごとく》に、みな往生《おうじょう》の素懐《そかい》をとげけるとぞ聞《きこ》えし。

どんな作品？

鎌倉時代の軍記物語。成立年、作者ともに不詳。琵琶法師によって語り継がれてきた。前半は平氏の栄華と源氏の台頭、後半は平氏の都落ち、壇ノ浦の合戦での滅亡まで。平清盛を軸とした、平家の「盛者必衰の理《ことわり》」を壮大なスケールで描いている。

竹取物語《たけとりものがたり》

冒頭

不詳《ふしょう》

息を
ゆったりと

いまは昔《むかし》、竹取《たけとり》の翁《おきな》といふ《う》もの有《あり》けり。野山《のやま》にまじりて竹《たけ》を取《と》りつゝ《つ》、よろづ《ず》の事《こと》に使《つか》ひ《い》けり。名《な》をば、さかきの造《みやつこ》となむ《ん》いひ《い》ける。その竹《たけ》の中《なか》に、もと光《ひか》る竹《たけ》なむ《ん》一筋《ひとすじ》ありける。あやしがりて寄《よ》りて見《み》るに、筒《つつ》の中《なか》光《ひか》りたり。それを見《み》れば、三寸《さんずん》ばかりなる人《ひと》いとうつくしう《しゅう》てゐ《い》たり。翁《おきな》いふ《う》や《よ》う、「我《われ》あさごと夕《ゆう》ごとに見《み》る竹《たけ》の中《なか》におは《わ》するにて、知《し》りぬ。子《こ》となり給《たまう》べき人《ひと》なめり」とて、手《て》にうち

呼吸法ポイント

昔話とはまた違ったファンタジーの魅力を感じてみましょう！

かかった時間

1回目	秒
2回目	秒
3回目	秒

入《い》れて家《いえ》へ持《も》ちて来《き》ぬ。妻《め》の女《おうな》にあづけて養《やしな》は《わ》す。うつくしき事《こと》かぎりなし。いとおさなければ籠《こ》に入《い》れて養《やしな》ふ《う》。

竹取《たけとり》の翁《おきな》、竹《たけ》を取《と》るに、この子《こ》を見《み》つけて後《のち》に竹《たけ》とるに、節《ふし》を隔《へだ》てゝ《て》よごとに金《こがね》ある竹《たけ》を見《み》つくる事《こと》かさなりぬ。かくて翁《おきな》やう《よ》〳〵《よう》豊《ゆたか》になり行《ゆく》。

この児《ちご》、養《やしな》ふ《う》程《ほど》に、すく〳〵《すく》と大《おお》きになりまさる。三月《みつき》ばかりになる程《ほど》によき程《ほど》なる人《ひと》に成《なり》ぬれば、髪上《かみあ》げなどさ《そ》うして、髪上《かみあ》げさせ、裳着《もき》す。

ワンポイントアドバイス

内容は昔話で知っていても、原文を読むとまた違う味わいがあります。平安時代の作品としては、比較的読みやすくわかりやすい文章です。SF的な世界観の中に、翁《おきな》と媼《おうな》の姫《ひめ》への愛情や、男性たちからの求愛が描かれるなど、普遍的なテーマが盛り込まれています。

竹取物語《たけとりものがたり》

ラスト

不詳《ふしょう》

息を
ゆったりと

中将《ちゅうじょう》、人々《ひとびと》引《ひ》き具《ぐ》して帰《かえ》りまいりて、かぐや姫《ひめ》を、え戦《たたか》ひ止《と》めず成《なり》ぬる事《こと》、こま〴〵《ごま》と奏《そう》す。薬《くすり》の壺《つぼ》に御文《おんふみ》そへ《え》、まいらす。ひろげて御覧《ごらん》じて、いといたくあは《わ》れがらせ給《たまい》て、物《もの》もきこしめさず。御遊《おんあそ》びなどもなかりけり。大臣《だいじん》上達《かんたちべ》を召《め》して、「いづ《ず》れの山《やま》か天《てん》に近《ちか》き」と問《と》は《わ》せ給《たま》ふ《う》に、ある人《ひと》奏《そう》す、「駿河《するが》の国《くに》にあるなる山《やま》なん、この都《みやこ》も近《ちか》く、天《てん》も近《ちか》く侍《はべ》る」と奏《そう》す。これを聞《き》かせ給《たま》ひ《い》て、

逢《あう》ことも涙《なみだ》にうかぶ我身《わがみ》には死《し》なぬくすりも

かかった時間	
1回目	秒
2回目	秒
3回目	秒

何《なに》にかはせむ《ん》

かの奉《たてまつ》る不《ふ》死《し》の薬《くすり》に、又《また》、壺《つぼ》具《ぐ》して、御使《おんつかい》に賜《たま》は《わ》す。勅《ちょく》使《し》には、つきのいは《わ》かさといふ《う》人《ひと》を召《め》して、駿河《するが》の國《くに》にあなる山《やま》の頂《いただき》にもてつくべきよし仰給《おおせたまう》。嶺《みね》にてすべきや《よ》う教《おし》へ《え》させ給《たまう》。御《おん》文《ふみ》、不《ふ》死《し》の薬《くすり》の壺《つぼ》ならべて、火《ひ》をつけて燃《も》やすべきよし仰《おお》せ給《たまう》。そのよしうけたまは《わ》りて、つは《わ》ものどもあまた具《ぐ》して山《やま》へ登《のぼ》りけるよりなん、その山《やま》を「ふじの山《やま》」とは名《な》づけゝ《け》る。その煙《けぶり》、いまだ雲《くも》のなかへたち上《のぼ》るとぞ、言《い》ひ《い》伝《つた》へたる。

どんな作品？

昔話『かぐや姫』として親しまれている物語。日本最古の物語文学ともいわれ、『源氏物語』の中にも登場する。竹の中から生まれて美しく成長した姫は、貴公子たちや帝から求愛を受けるがそれを断り、天に昇って月に帰っていく。

出典・参考文献

『坊っちゃん』夏目漱石（岩波文庫）

『羅生門・鼻・芋粥・偸盗』芥川竜之介（岩波文庫）

『黒蜥蜴と怪人二十面相』江戸川乱歩（角川文庫）

『斜陽　他一篇』太宰治（岩波文庫）

『こころ』夏目漱石（岩波文庫）

『桜の森の満開の下・白痴　他十二篇』坂口安吾（岩波文庫）

『細雪（上）』『細雪（下）』谷崎潤一郎（新潮文庫）

『夜明け前　第一部（上）』『夜明け前　第二部（下）』島崎藤村（岩波文庫）

『富嶽百景・走れメロス　他八篇』太宰治（岩波文庫）

『草枕』夏目漱石（岩波文庫）

『外郎売』長野ヒデ子・絵　齋藤孝・編（ほるぷ出版）

『宮沢賢治全集1』『宮沢賢治全集8』（ちくま文庫）

『北原白秋詩集（下）』安藤元雄編（岩波文庫）

『藤村詩集』島崎藤村（新潮文庫）
『みだれ髪』与謝野晶子（新潮文庫）
『山椒大夫・高瀬舟　他四篇』森鷗外（岩波文庫）
『山月記・李陵　他九篇』中島敦（岩波文庫）
『学問のすゝめ』福沢諭吉（岩波文庫）
『にごりえ・たけくらべ』樋口一葉（新潮文庫）
『源氏物語　第一巻　桐壺～若紫』
『源氏物語　第十巻　浮舟～夢浮橋』紫式部　玉上琢彌訳注（角川ソフィア文庫）
『枕草子』池田亀鑑校訂（岩波文庫）
『新版　更級日記　全訳注』関根慶子訳（講談社学術文庫）
『平家物語（一）』『平家物語（四）』梶原正昭、山下宏明校注（岩波文庫）
『竹取物語』阪倉篤義校訂（岩波文庫）

・音読しやすいように、旧仮名遣いを現代仮名遣いにしたところ、また漢字を旧字から新字にしたところがあります。
・差別的表現については、原作の文化性や時代背景を考慮して、そのまま収録しました。

齋藤孝

1960年生まれ。東京大学法学部卒業。同大学院教育学研究科博士課程を経て、明治大学文学部教授。専門は教育学、身体論、コミュニケーション論。著者に『これでカンペキ！　マンガでおぼえる』シリーズ、『子どもの日本語力をきたえる』など多数。NHK Eテレ「にほんごであそぼ」総合指導。

編集協力
佐藤恵

ブックデザイン
高田明日美（permanent yellow orange）

イラスト
川原瑞丸

長息長生き
丹田呼吸法で読む名作
たった1分読むだけで頭がスッキリハッキリ

発行日　2019年7月31日　第1刷発行

著者　齋藤孝
発行者　岩崎弘明
編集　田辺三恵
発行所　株式会社　岩崎書店
東京都文京区水道1-9-2
〒112-0005
電話　03（3812）9131［営業］
03（3813）5526［編集］
振替　00170-5-96822
印刷所　株式会社光陽メディア
製本所　株式会社若林製本工場

Published by IWASAKI Publishing Co.,Ltd.
Printed in Japan
ISBN978-4-265-80248-7　NDC809
岩崎書店ホームページ　http://www.iwasakishoten.co.jp
ご意見をお寄せください　info@iwasakishoten.co.jp
乱丁本・落丁本はお取り替えします。